看護学生の主体性を育む協同学習

緒方　巧
梅花女子大学看護保健学部看護学科教授・基礎看護学

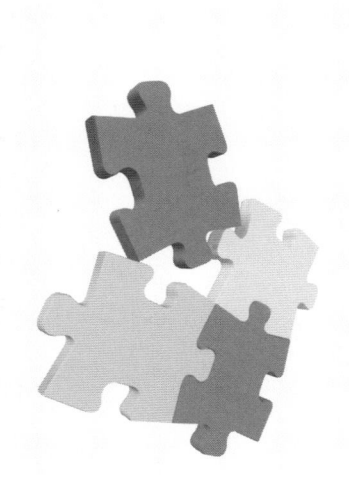

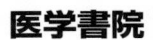
医学書院

看護学生の主体性を育む協同学習

発　行　2016年5月4日　第1版第1刷ⓒ

著　者　緒方　巧

発行者　株式会社　医学書院
　　　　代表取締役　金原　優
　　　　〒113-8719　東京都文京区本郷1-28-23
　　　　電話　03-3817-5600(社内案内)

印刷・製本　双文社印刷

ISBN978-4-260-02520-1

─はじめに─

　本書を手にされた読者の方々が，「自分もやってみようかな」と興味をもたれ協同学習を用いた授業に挑戦してくだされば，それは筆者の最大の願いであり，喜びでもあります。最初は勇気が要りますが，教師仲間と協同し学生の学ぶ力を信じて授業に臨んでみてください。手応えを感じられることと思います。

　筆者が「ジグソー学習法」を知ったあと，初めて授業に用いたのはその10年後の2001年でした。教育効果を得るたびに「なぜもっと早く実践しなかったのか」と残念に思ったものです。しかし，挑戦の第一歩と「コツコツと続けた」教育実践が，本書の誕生につながったと思っています。読者が本書をヒントにアイデアを閃かせ，進化・深化させた授業をつくられることを期待しています。仲間と授業について助言し合うこと，授業参観し合うこと，評価し合うことは授業のブラッシュアップに有益かつ不可欠です。筆者は，1人ひとりの読者に語る気持ちで本書を執筆しました。本書も授業のブラッシュアップの際の仲間に入れて活用していただければ幸いです。

　わが国では，春のつくしのように看護大学が林立する時代を迎えました。一方，18歳人口の減少は大学教育の現場にさまざまな影響と課題を与えています。その1つは学生のアクティブ・ラーニング（能動的学修）を引き出す教育方法の必要性です。学生の潜在能力を引き出し高めるには，まず学生自身が主体性を発揮しなければなりません。ではどうすれば主体性を引き出せるか，授業をどのように構造化し仕掛ければよいか，その授業展開こそ教師にとって大きな関心事でしょう。教師と学生，学生と学生同士が関わり学び合って授業を展開し，成長という価値をつくり出すのが授業の使命です。そのためには，まず教師が学生を信じる（believe）強さをもつことです。学生は本来自分を成長させたいと願っており，教師がいまだ知らない能力を有しています。関わり方次第でそれらが発揮されていくのですが，協同学習を用いた授業ではそのことを体験的に理解できると同時に，学生を信じる大切さや強さが，教師自身のなかに今までに増して育まれていくことを実感することができます。次に，教師は常に効果的な教育方法に挑戦（challenge）していくことが大事です。挑戦は前進です。そして，学生と教師が互いに関わること（commit）で双方が成長します。とりわけ学生は授業で仲間と関わり合い学ぶ場面を好みます。学生の主体性を心地よく引き出すマジックには，believe, challenge そしてcommit という3つの隠し味（教師の思いと努力）があり，協同学習の実践はそれらをより強く育ててくれる教育方法です。

　多様な他者と協同できる能力は，看護職に不可欠な資質（コンピテンシー）です。優秀な学生は個別学習を好みがちですが，高得点がとれる能力と同時に看護実践には他者と

協同して協働できる力が必要です。仲間との互恵的関係のなかで成長できた体験は，他者に感謝し他者を尊敬し尊重できる倫理観の育成にもつながります。

　筆者は 2014 年 9 月から，勤務校（梅花女子大学）の支援を受け「協同学習を用いた看護教育研究会」を開催しています。看護学生の主体性を育む授業づくりのためには，授業実践と理論・研究・振り返りを往復できる場が必要と感じ，取り組み始めました。場所は JR 大阪駅に隣接したグランフロント大阪のナレッジキャピタル「The Lab.」アクティブスタジオです。多忙なスケジュールと疲労にも負けず，研鑽し合う主体性と熱意に溢れた教師仲間に敬服しています。興味関心をお持ちの読者の皆さま，是非ご参加ください（お問い合わせ先アドレス：t-ogata@baika.ac.jp）。

　本書は医学書院発行雑誌『看護教育』の連載がベースですが，きっかけをくださったのが（現）明星大学明星教育センターの太田昌宏先生です。2012 年に，筆者の授業参観に 7 週間にわたって東京から通われ，学生に主体性の模範を示されました。連載時は締め切りとの時間闘争で，連載終了後は安堵の間もなく書籍化のお話を頂戴しました。しかし書籍化への感謝と尻込み（主体性の欠乏）が交錯し 1 年余りを浪費してしまいました。その間，創価大学教職大学院教授の関田一彦先生（日本協同教育学会会長），久留米大学教授の安永悟先生をはじめ，日本協同教育学会理事の方々，大阪大学大学院教授の前迫孝憲先生，准教授の西森年寿先生からご支援を，そして教師仲間や友人たちから多くの勇気づけをいただきました。倒れそうな弱木でも強い添え木があれば倒れないがごとく，本当に多くの方に支えられて本書が誕生しました。医学書院の大野学さん，藤居尚子さん，有賀大さんは寛大な心で伴走してくださいました。すべての方々に心より感謝し御礼申し上げます。

　最後に，筆者の授業を受講し貴重なフィードバックで，筆者を育ててくれる学生の皆さまに心より御礼申し上げます。卒業後は，抜苦与楽の慈愛溢れる看護者として活躍してください。そして体験的に学び理解した協同学習を，臨床現場や研修，教育の場で語り活用していかれることを期待しております。

　　2016 年 3 月

　　　　　　　　　　　　　　　　　　　　　　　　　　　　　　緒方　巧

―目次―

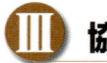 **協同学習法を用いた講義** 61

Ⅳ　選択科目「協同学習力の探求」 107

I

協同学習法で
看護の授業を構造化する

I

1 | 教育方法のパラダイム転換としての協同学習

　協同学習（cooperative learning）とは，「小グループの教育的使用であり，学生が自分自身の学びと学習仲間の学びを最大限にするために共に学び合う学習法」と定義されています[1]。つまり，「仲間と共有した学習目標を達成するためにペアもしくは小グループで一緒に学ぶこと」で，その恩恵として，以下の点が示されています[2]。

- 学業成績の向上
- 過去の学習成績のレベルや個人の学習の必要性に関係なく，学習へのより積極的なかかわり
- 学習意欲の向上
- 自分の学習についての責任感の増大
- 人権や民族が異なったり，学業的にハンデのある生徒を容認する態度の向上
- 課題に取り組んでいる時間の増加（一斉授業のような教師主導の授業に比べてめざましく向上する場合もある）
- 協調的技能の向上
- 学校への愛着の増大
- 学習・学校・仲間・自分への態度の向上
- さまざまな見方を認めたり，考えたりする能力の向上
- 教師にとって，生徒を観察したり評価したりする機会の著しい増加

基礎看護学の教育方法に協同学習法を使うことへの反響

　200 以上もあるといわれている協同学習の技法のなかの 1 つである「ジグソー学習法」を，筆者が基礎看護技術の教育方法に試みたのは 2002 年度でした。久留米大学の安永悟先生が 2012 年に『活動性を高める授業づくり―協同学習のすすめ』（医学書院刊）を出され，協同学習の考え方や技法について具体的に紹介されていますが，そのなかで筆者の

研究について，「ジグソー学習法の有効性にいち早く着目し，基礎看護技術科目に導入した緒方らによる一連の研究は大変興味深いものがあり…（中略）…看護技術の習得においてジグソー学習法の優越性を確認しています」[3]と紹介してくださいました。

ジグソー学習法については，第Ⅱ部で具体的に述べますが，教育目標と教育内容によって，それ以外のさまざまな協同学習の技法を取り入れることができます。筆者の身近な教師のなかには，「授業というと一方向的な講義型で，時々質問を入れ一部の学生を指名して答えさせる方法，小グループを編成して行う演習，学習課題を設定してグループワークをさせ資料作成と発表をさせる方法くらいしか，学生としても教師としても経験していないので，協同学習の技法となると面食らう」という人もいました。逆に，筆者の授業を参観したあとに日本協同教育学会が開催している研修を受講した人や，協同学習の文献を読み込み自分の授業にその技法を取り入れ，成果を報告してくれる人もいました。しかし，「教師は教えることで教育の責任を果たすのだから，講義も技術演習のデモンストレーションもすべて教師がしなければいけない。ジグソー学習法のように学生が教師役になって教えることはありえない」と，険しい顔で「断固ハンターイ！」を主張する人もいました。

教育方法は学生にとっての教育効果が重要であり，「The best！」というものはなく，教育目標，教育内容，対象学生をアセスメントして決定していけばよいと考えます。筆者が協同学習法を用いるのは，「学生が学習仲間と互恵的人間関係を形成しながら，主体的に，責任感と意欲をもって学ぶ」ことが可能で，「将来，看護職者として指導者として求められる資質・能力形成につながる」と考えるからです。つまり，筆者の今までの教育実践と研究から先に示した協同学習の恩恵を確認できたため，自分の教育方法の軸に協同学習法をおいています。

能動的学修行動を引き出すための協同学習

教育学者であり教育方法の専門家である齋藤孝氏は『教育力』のなかで，学ぶ構えをつくることについて「教育の中で一番大事なのは，相手の学ぶ構えをつくるということである。極端にいえば，学ぶ構えさえできれば，あとは何をやっても大丈夫なのだ。たとえば，こちらが非常に厳しいメニューを次々に出しても，『やろう，やろう』となる」[4]と述べています。

ではどうすれば，学ぶ構えとして「やろう，やろう」という能動的学修行動を引き出す授業が可能になるでしょうか。筆者は，まず学習の主役である学生の学ぶ力を信じること，そして教師はそれを引き出す授業の仕掛けづくりに挑戦することが必要だと考えています。そのためには，教師自身が教育へのパラダイムの転換をはかる必要があります。

アメリカのD.W. ジョンソンらは，パラダイムの転換について，次のように述べています[5]。

大学教育における「従来のパラダイム」は，

①教員の知識を学生に伝達すること

②空っぽの器を知識で満たすこと

③学生を分類・選別すること

④非人間的な関係のなかで教育を施すこと

⑤競争的な組織構造を維持すること

⑥専門家は訓練を受けなくても教えられる

これに対して，「新しいパラダイム」は，

①知識は学生が組み立て，発見し，変形し，広げるものである

②学生は，意欲的に自らの知識を構成する

③教員が取り組む目標は学生の能力開発

④教育は協同して学習する学生同士の，また教員と学生の間の人間的なやりとりである

⑤すべては協同という関係においてしか生まれない

⑥教育は，理論と研究の複合的応用であり，相当な訓練と技能・手続きの継続的な向上が必要である

そして，新しいパラダイムにおいて教師が認識すべきことは，「達成に向けての長期にわたる懸命で我慢強い努力は，頭ではなく心から生じてくること」「学生の心に素早く到達できる方法は，友達（仲間）関係を通じてであること」の2点であると述べており，ジョンソンらは，この新しいパラダイムに基づく教育方法を協同学習として提案しているのです。

新しいパラダイムでは，「教育は協同して学習する学生同士の，また教員と学生の間の人間的なやりとりである」とあり，この点が特に魅力的です。自分自身と学習仲間との学びを最大にするために，小グループを使って一緒に学習することにより，教師から学生への一方向だけでなく，教師と学生との双方向，そして学生同士と教師とによるトライアングルへと授業展開の可能性が広がります。このトライアングルの関係のなかで学習することで（図Ⅰ-1），学生たちは知識と技術だけでなく，「協調的技能の向上」「学校への愛着の増大」「学習・学校・仲間・自分への態度の向上」「さまざまな見方を認めたり，考えたりする能力の向上」などの協同学習の恩恵を得ます。

バークレイらも，学習仲間や教師とほとんど対話する機会がない学生よりも，学習仲間と対話しながら学んだ学生のほうが，「科目に対する肯定的な態度，その科目をもっと学びたいという強い動機づけ，自分の経験に対する大きな満足を示す」と述べています[6]。

従来のパラダイムにおいて，学生を「教師の知識で満たされる受け身的な器」としている点とはまったく逆なのです。「教師が教えることが教育の責任を果たすこと」と強く唱える人は，無意識のうちに「学生は何も知らない」という学生観に立っており，教師の知識で「空っぽの器を知識で満たす」責任感ゆえに，教師主導型の授業になるのかもしれません。

協同学習の技法を用いた授業展開のなかで，あるいは放課後などに協同学習法によって課題に取り組むなかで，学生たちが交わし合う発言内容に耳を傾けると，学生なりの感じ方や考え方，学生の多様性に触れることができます。教師自身が1人の人間として学生と謙虚に向き合うことで，教師主導型では得られない新たな発見・発想などに触れ，

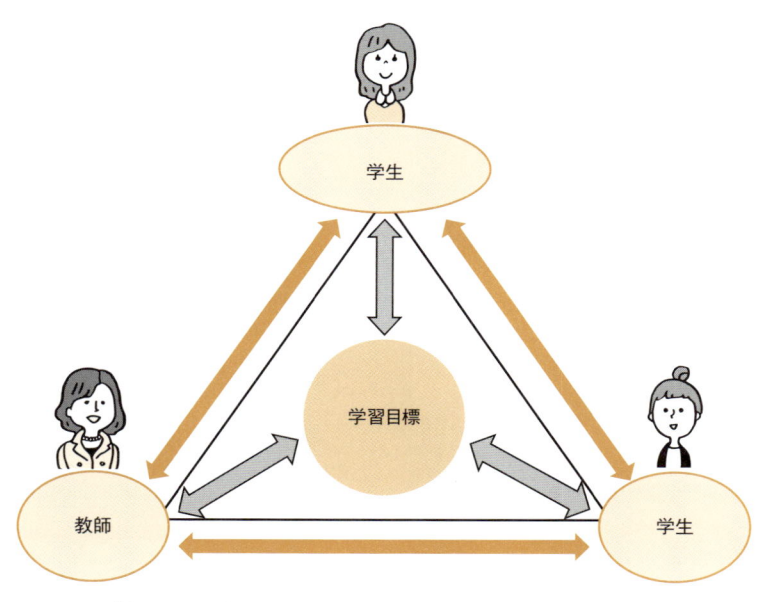

図 I -1　学習目標に対する学生と教師のトライアングル

　学生から学ぶチャンスが増えることを体験できるはずです。

基礎看護技術修得への壁をブレイクスルーするための学習支援

看護技術を学ぶためのさまざまなツールや支援

　学生は，学内での講義と演習で基礎看護技術を学び臨地実習に出ていきますが，実際の看護現場では対象者の個別性，意思決定への尊重や倫理的配慮をベースとして，学内演習とは異なる環境・物品のもとで科学的根拠に基づいた安全・安楽な援助を実施しなければなりません。しかし，それは容易なことではありません。実習期間中に体験できる機会や技術項目，回数には限界があるため，文部科学省が示している「長い職業生活のスタートラインに立てる人材として看護実践能力を備える」という目標[7] は，3 年次から 4 年次にかけての臨地実習の段階において，教師・学生双方にとって相当に努力を要することになります。

　本学の基礎看護学分野では，基礎看護技術の修得を高めるために演習の事前学習と事後学習や個人的な技術練習に対する学習支援として，大学の CCS（Campus Community System）にある Web サイトから，教師による基礎看護技術のデモンストレーション動画や PowerPoint で作成したスライドを視聴覚教材として配信しています。また，CD の貸し出しや，すべてのスライドをファイルにとじたものを全グループに 1 冊ずつ用意しています。1 つの基礎看護技術につき，PowerPoint のスライドを 20〜30 枚作成しますが，例としてそのうちの一部を図 I -2 に示します。

　この視聴覚教材は，基礎看護学分野の教師それぞれがオムニバスで担当している単元

〈洗髪時のすすぎ〉

⑯看護師の手で湯の温度を確認したあと
　遠位側の生え際から順に湯をかけていく
　片手の指腹で頭皮（地肌）をマッサージして
　シャンプーを十分にすすぐ

このとき，両手を使っていて
頭部を固定していないので
頭部の振動に気をつける

⑰
対象者が「すすげた」
と，感じる主観と
看護師の手触りで
シャンプーのすすぎ感を確認し，
シャンプーが頭皮に残らないようにする
※汚れ具合によって2回洗うこともある
トリートメントを髪全体につけて
同じ手順と留意点に基づいて，すすぎを行う

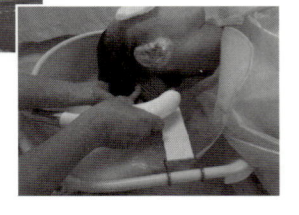

図 I-2　CCS から配信する視聴覚教材（一部抜粋）

について作成しています。撮影時は互いに協力し合いながら患者役・看護師役を演じ，できあがったものを教師全員で点検し，「これでよし！」となった段階で CCS にアップします。掲載時期は演習日の2週間前を目処に学生たちにメールで一斉通知をします。視聴を強制したり視聴回数を報告させたりはしていませんが，教師は CCS 上で学生個々の視聴回数を確認することができるので，演習開始直前にチェックしておくと演習時の指導に生かすことができます。学生たちは演習授業のなかで実際に看護技術を体験することで，練習を要する自分の課題を具体的に見出すので，事後学習としての練習や技術試験前の練習時などにも CCS を活用しています。

　学習効果を高める教育環境に必要不可欠な要件として，シミュレーターがあります。たとえば看護技術演習では，看護師役・看護師の補助役・患者役・観察者役などを設定したロールプレイを通して技術修得をはかる方法がありますが，学生の身体を用いることに限界のある看護技術にはシミュレーターが不可欠となります。シミュレーターは高額なので予算とのにらみ合いになりますが，備品の充足は技術修得の可能性を広げてくれる心強い味方です。演習では消耗品を使用することも多いので，学生が自主的に練習する際にも安心して使えるように，ゆとりある備えと提供が必要となります。

　さらに，いつでも練習することができ指導が受けられるような環境と指導体制も大事な要件です。筆者の基礎看護学分野では基礎看護学演習室の使用申し込みをした学生に対してオフィスアワーを設け対応しています。

触発し合うことで学習への意欲が引き出される

　このように物品や指導環境の整備による学習支援は当然のことながら，技術修得は学生自身の学習意欲と学習行動に大きく左右されることも見逃せません。しかし技術練習

は1人では行いにくいものです。そこで期待したいのが学習仲間という，コミュニティの形成です。「一緒に練習しよう」と，声をかけ合い触発し合える人間関係があると，主体的な学習行動が引き出されます。やはり人は人とつながって触発し合うことで，互いのよさを引き出し意欲や力が湧いてくるものです。その際，触発する側は必ずしも優秀である必要はなく，やる気の強さが大事な鍵であると確信します。ここで1つ，筆者の体験を紹介します。

　筆者は看護学生になって剣道を習い始めたのですが，道場に毎日通いたいがゆえに在学中，無欠席で表彰されたほどの剣道好きでした。そんな筆者の存在により剣道の技を一段と磨いた友人がいました。彼女は入学時すでに有段者でしたが，剣道を続けることにはさほど意欲はもっていなかったそうです。しかし剣道の魅力に目覚めた筆者が意欲を100％以上発揮したせいで，彼女も触発されて励む＝ますます技が磨かれる状態になりました。そして彼女は，試合のたびに好成績を収める師匠自慢の弟子となったのです。そこへ後輩たちも加わってきて，剣道好きのコミュニティが形成され技を磨き合いました。看護師国家試験を目前に，これからは「勉強に専念するように」と，道場への出入りを禁止されたのですが，筆者も卒業時には初段に至りました。師匠には目もかけられぬ下手な筆者が有段者になれたのは，筆者に寄り添い技を教えてくれた友人のおかげでした。

　ジョンソンらは，「学生は難しい授業や入学してまもないころは，しばしば無力感にとらわれたり自信を失いそうになる」と述べ，「そういうときに協同学習のパートナーを提供することは，希望とチャンスを与えることになる。おそらく大学の教員にとって最も重要なのは，学生を協同的なチームに組織してやることで，彼らに何かをする力を与えることであり，達成し成功しようという学生の熱心な努力を奮い立たせるのは，大切な友人からの人間的支援や，その友人に対する責任感」と述べています[8]。

　本学には筆者が密かにメダルにたとえて，金さん銀さんと命名した学生がいました。彼女らはオフィスアワーをおおいに活用し，ジグソー学習法で担当した看護技術を実によく練習し，積極的に指導を求めに来る模範のコンビでした。その後もパートナーと形成した人間関係をもとに，熱心な努力を重ね成長していきました。学生たちの多くは大学生になったことで，通学やアルバイトなどに費やす時間も多くなる上，日々複数の科目から出される学習課題を抱えては「忙しい！　大変だ！」を連発します。一方，親しい友人やグループをすぐに見つけられない，つくれないでいる孤独な学習者も見かけます。そんな状況下にあって，技術修得への意欲や能動的学修行動を高めさせる要件の1つは，触発し合える学習仲間とのコミュニティ形成を促進できる教育方法を仕掛けていくことだと考えます。

協同学習「ジグソー学習法」との出会い

　筆者が「ジグソー学習法」を知ったのは，看護教員養成講習会を受講していた1991年，当時大阪教育大学教育学部教授であった松山安雄先生の講義でした。そのときは，教育

方法の1つとして知識に留まった程度で，授業に使ってみようという発想まで至りませんでした。その記憶が蘇ったのは10年後の2001年，看護短期大学の基礎看護学分野に着任した2年後でした。

　当時，筆者のもっぱらの課題は，学生たちの基礎看護技術の修得度を高めるにはどうしたらよいかということでした。基礎看護学演習室に行くと，授業時間以外は24台のベッドが整然と並び静まり返っていました。演習授業前日に必要物品を準備するときや，技術試験前の数週間だけ学生がドーッと集まってきて大賑わいする程度の稼働率でした。

　通常，1つの基礎看護技術を履修する授業時間は2コマ180分で，そのなかで看護師役を経験するのは平均して1人1回です。難易度が高く使用物品も多い複雑な技術で，時間配分がうまくできなかったりすると，看護師役を経験できない学生も出てしまいます。この程度の技術経験だと臨地実習で実施する際は安全・安楽に程遠いどころか危険さえ伴います。十分に整った学習環境をおおいに有効活用してもらいたい，実習で受け持った患者さんに安心して学生を受け入れてもらいたいという思いから，当時，同僚だった田中静美先生といろいろな教育方法を模索しました。そのような状況のなか，本棚にしまいこんでいた松山安雄先生の著書『現代教育心理学図説』[9]を開いたことでジグソー学習法の記憶が蘇ったのです。

　1978年にジグソー学習法を考案した，アメリカの社会心理学研究者であるエリオット・アロンソンの著書『The Jigsaw Classroom』を，松山安雄先生が翻訳されていることもわかりました。アロンソンは，著書のなかで，次のように述べています。

　「この本は，教師や生徒を楽しませるだけではなく，学童たちの学力や自尊心や道徳を高めるために，その教え方と学び方を詳しく書いた書物である。さらに，この技法は，暖かい心の扉を開く方法であり，互いの友情を，そして人種を越えた友情を広げるものである」[10]。「ジグソー学習法は，級友との競争とは対照的に，生徒が級友との協同の過程を通して学習し，そして，成功するような組織を創造する方法です。アメリカ，ヨーロッパ，イスラエルのような，伝統的に競争が学級を支配している国では，この技法は革命的なものでありました。それにもかかわらず，この考え方が広く理解される時が来たのです。協同と生徒間の友好的な人間関係は，レベルの高い学習と矛盾するものではありません。事実，協同して学習する方法に内在する価値は，ジグソー学習法のように組織化された状況で活かされた時，参加者間の相互関係はもとより，学習結果を最高のものにするということを私たちは知りました」[11]。この言葉に大いに触発された筆者はさっそくジグソー学習法を用いてみようと授業の構造化を試みました。しかし，初めて行うことには相当の勇気とエネルギーが要ります。何より教育の責任が伴います。授業を行う前提について，ジョンソンらは「相当な訓練と技能・手続きの継続的な向上が必要である」と述べていますが[12]，特に，ジグソー学習法に取り組み始めた当初は，効果的な教育実践には，協同学習の教育理念を理解して技法を用いる特別な訓練が必要であることを実感しました。

　現在は，日本協同教育学会主催のワークショップでベーシックコースとアドバンスコースを受講する場が設けられていますが，当時は自力で作成した授業案をもとに，腕まく

りの心意気と不安の表裏一体でジグソー学習法を用いた授業に臨みました。しかし今振り返ってみると，ジグソー学習法は「教師がいかに教えるか」から「学生自身が能動的に，何をどのように学ぶか」への教育方法のパラダイム転換を可能にしてくれたと思います。

齋藤氏は『教育力』のなかで，教育スタイルの選択について次のように述べています[13]。

「教育にはスタイルが要求される。……どこの世界にあっても教育はあるわけで，それぞれの場で教育スタイルを自分自身で見極めて選んでいくことが求められる。……およそ仕事の上では，そういう自分の得意スタイルを見つけるということがどの職業でも大切ではあるものの，教育の場合はとりわけ相手がいることなので，スタイルの選択，あるいは練り上げというものが重要になる」。

教育方法への悪戦苦闘のなかで見出せた協同学習は，筆者の教育スタイルの1つとなりました。縁あって出会った1人ひとりの学生のために，そして，学生たちがこれから出会う看護の対象者とその家族が期待する看護に応えていくために，看護基礎教育を担う私たち教師には，教育方法の進化と深化が不可欠です。それは，新しい教育パラダイム（p4）にあるように，理論と研究を複合的に応用し積み重ねながら，訓練と技能・手続き上の努力をたゆまず続けていくことだと確信します。ジョンソンらが述べている「教員間での協同チームの形成」も，よりよい授業を目指した同僚との忌憚のないディスカッションの過程で形成されていったと実感します。

2002年度から用いたジグソー学習法の教育実践は，現在もいろいろな単元で工夫をして実践していますが，最初に用いた単元は「ベッドメーキングの演習授業」でした[14]。

協同学習の定義（条件）を満たすジグソー学習法

ジグソー学習法は協同学習の定義（条件）を理解する上でも最もわかりやすい技法だと思います。協同学習の定義について，ジョンソンらは5つの定義（条件），ケーガンは4つの定義（条件），日本協同教育学会は4つの定義（条件）を示しています。筆者は，それらをもとに次の7つの定義（条件）を教育実践に用いています。第Ⅱ部で具体的に述べるジグソー学習法は，これらをすべて満たす技法です。

①肯定的相互依存関係（互恵的な協力関係）がある

協同学習では，個人の学び（成功）がグループの学び（成功）と結びついているため，助け合うことが動機づけられます。学び（成功）の浮沈を共にする仲間としての関係性を形成していく能力を高めます。

②グループの目標と個人の責任が明確である

協同学習では，1人ひとりが責任をもって担うべき学習課題が明確になっています。つまり，グループ学習において個人の学習への責任感を高めることができます。

③対面しての活発な相互交流がある

協同学習の技法を用いたグループ学習では，学生個々が学習仲間と対面して相互に自分の考えや学びを伝え合う仕組みになっています。この相互交流により，思考力，表現力，コミュニケーション力などが鍛えられ，自分と異なる学習仲間たちの多様な考

えや価値観を受け止め，学び合う力を高めることができます。

④参加の平等性が確保されている

協同学習の技法を用いて展開するグループ学習では，全員に発言したり発表したりする場や時間が平等に確保され保証されています。つまりグループ学習のなかで，人の努力に依存して「ただ乗り」することができない仕組みになっているため，1人ひとりの主体性を引き出し高めることができます。

⑤活動の同時性が配慮されている

グループ学習において，一部の人だけに学習活動のスポットライトが当たるのではなく（たとえば，特定の学生にだけ質問が向けられるなど），そこにいる学生全員が学習に参加し同時に活動して学び合う仕組みになっています。ただ乗りする学生はおらず，すべてのグループで一斉・同時にグループ学習が展開されます。つまり，クラス全員が同時にもれなく参加し学び合う学習環境をつくることができます。

⑥「協同」についての体験的な理解が促進されている

協同とは，価値観や個性，能力などが異なる多様な人と，目標の達成のために力を合わせ取り組むことです。看護の仕事は協同そのものといえます。協同学習の技法を用いたグループ学習の体験を通して，多様な他者と協同することを体験的に学び，看護者に必要な資質を高めることができます。

⑦活動に対する振り返りの時間がある

学習への取り組みを振り返り，よかった点・改善点を見出すための時間を設けるようになっています。学習体験の振り返りを個人思考させたあと，ペアになったり，グループ内でディスカッションしたりして振り返り用紙に記載して提出してもらいます。

●引用文献

1) バークレイ，E.，クロス，P.，メジャー，C.(著)，安永悟(監訳)：協同学習の技法—大学教育の手引き. pp3-5, ナカニシヤ出版, 2009.
2) ジェイコブズ，G.，パワー，M.，イン，L. W.(著)，伏野久美子，木村春美(訳)，関田一彦(監訳)：先生のためのアイディアブック—協同学習の基本原則とテクニック. p10, 日本協同教育学会, 2005.
3) 安永悟：活動性を高める授業づくり—協同学習のすすめ. pp86-87, 医学書院, 2012.
4) 齋藤孝：教育力. p208, 岩波書店, 2007.
5) ジョンソン，D.W.，ジョンソン，R.T.，スミス，K.A.(著)，関田一彦(監訳)：学生参加型の大学授業—協同学習への実践ガイド. pp15-25, 玉川大学出版部, 2001.
6) 前掲1), p21
7) 文部科学省：学士課程においてコアとなる看護実践能力と卒業時到達目標. 2011.
8) 前掲5), pp33-34
9) 河合伊六，松山安雄：現代教育心理学図説. 北大路書房, 1989.

10) アロンソン, E. ほか(著), 松山安雄(訳)：ジグソー学級──生徒と教師の心を開く協同学習法の教え方と学び方. p17, 原書房, 1986.
11) 前掲10), p9
12) 前掲5), p24
13) 前掲4), pp201-202
14) 緒方巧：緒方式ジグソー学習法による基礎看護技術の教育方法──ベッドメーキングの演習授業の分析. 看護教育45(1)：73-77, 2004.

2 協同学習法を用いた看護学概論の授業展開

新入生の「揺れ」と向き合い授業をつくる

　新年度を迎えると，1年生は約1週間のガイダンスを経て本格的に授業がスタートします。入学式ではスーツ姿が凛として大人びて見えた学生たちも，私服で授業を受けるようになるとそれぞれの個性を発揮します。看護職を目指して入学したとはいえ，看護職への志望動機や生活背景，看護職志向の強弱や浅深，学習意欲と学習行動，日常行動における社会性などに個別性が出てきます。看護職を目指すことに覚悟が定まっているように見える学生もいれば，誰かの強い意向を受けて看護大学に迷い込んできたかのような学生もいます。そこから見えてくるのは，看護職志向への揺れです。

　1年生前期は，この学生個々の「揺れ（迷いや模索）」を観察しながら，その揺れに向き合い寄り添う関わりが大事になってきます。そこで，筆者の担当科目「看護学概論」の授業開講時では，学習目標だけでなく看護者を目指すことへの「揺れ」について次のように話しています。

　「看護職は素晴らしい専門職分野です。しかし皆さんのなかには，自分は看護を選択してよかったのか，果たして自分に向いているのか，勉強についていけるか，看護のことがあまりわからず勧められるままに受験してしまった，興味・関心が薄いのにこれでいいのかなど，揺れている人もいるでしょう。しかし揺れるのは当たり前であって，揺れと学びのなかで思考することが青年期の発達課題として大切なことです。働くようになっても揺れは続くのです。揺れ幅，揺れの理由と質は変化しますが，揺れによって人はさらに進歩できるのです。今の揺れとしっかり向き合ってよりよく変化していくにはまず真剣な学習が必要です。中途半端ではよい変化は期待できません。2つ目は臨地実習も含めたさまざまな体験をすることです。体験は思索の視野を広げ深めてくれます。3つ目に必要なのは仲間の存在です。自分と異なる多様な他者の存在がいてこそ自分がよく見えてくるものです。まずはこの半年間，仲間と（筆者も含めて）一緒に看護学概論を学びながら，看護に対する自分の揺れ幅と質の変化を感じていきましょう」。

　縁あって出会った仲間と科目担当教師とともに学ぶ「看護学概論」の時間は，学生たちが「自分にとっての看護とは」を思考する貴重な場です。そこから看護への新たな発見ができ，看護がもつ幅広い社会貢献の魅力について視野を広げることができれば，自分が目指したい将来像を再構築していけると思うのです。

　そのためには効果的な教育方法による働きかけが必要です。90分間一方向の授業（講義）だと学生から変化の機会を奪ってしまいます。十分に練られていないグループ学習では能動的学修行動を引き出せず，かえって「ただ乗り」現象というネガティブな学習行動を引き出しかねません。そこで筆者は，協同学習法を用いて授業をつくっています。協同学習の技法の利点を活用することで，学生の能動的学修行動を引き出し，さまざまな角度から看護について考えられるように授業を設計します。その結果，知識の修得だけでなく，青年期の発達段階にある学生の発達課題達成の促進と看護者としての資質形成を促し，看護職志向に対する再構築がなされることを目標にしています。

看護学概論の位置づけ，授業展開の目的・方法

　本学の場合，1年生前期にスタートする看護専門科目は看護学概論（2単位：90分15回）と基礎看護援助論Ⅰ（2単位：90分30回）です。基礎看護援助論はⅠ～Ⅳまでの段階を，1年生前期にⅠ，後期にⅡというふうに2年次後期までの期間に履修します。単元の担当はオムニバスですが，教師全員が講義・演習に入ります。その間，1年生の夏に基礎看護学実習Ⅰ（見学を主とした実習），2年生の夏に基礎看護学実習Ⅱ（看護過程の展開）を履修します。1年生前期は，看護学概論と基礎看護援助論Ⅰを並行して履修するため，それぞれの学習内容を関連させて理解できるように，可能な限り看護学概論の授業にも基礎看護学分野の教師が聴講で入り授業に連携と工夫をはかるようにしています。

　看護学概論では看護の過去・現在に関するさまざまな知識を得，看護の概要が描けることで，変化し続ける社会と看護の未来を考える視点を見出し，各看護学の基盤づくりを目指します。表Ⅰ-1に授業内容と学習課題を示します。単位認定の評価構成は次のとおりです。学習課題は1回ごとに20点満点で採点し，課題の提出が遅れた場合は成果点の6割評価とします。ミニテストは2回実施し，1回20点満点とします。この学習課題とミニテストの合計を最終的に20点満点に換算します。各課題・ミニテストへの取り組みを重視しているため，20点を配点しています。そして，定期試験時に筆記試験を80点満点で実施し，先ほどの課題・ミニテストの20点満点と併せて100点満点としています。授業の欠席が1/3以上（5回）を超えた場合は失格となり次年度に再履修してもらいます。

　学習課題を設定する目的は，次の5点です。
①調べ学習を通して知識を得，調べ学習の方法と面白さを体験的に学ぶ
②学習課題に取り組むことで，学習内容に関心を高めて授業に臨む
③学習課題について自分の考えを明確にすることで，仲間の考えに興味・関心がもてる
④学習課題によって問題意識をもって仲間とディスカッションでき，自分の考えを再構

表 I-1　「看護学概論」の内容と学習課題

授業の テーマ	看護学を学び看護実践を積みつつ看護の原点を再確認したいとき，私たちには「看護学概論」がある。看護学概論を学ぶことによって，看護学全体の基盤となる内容を理解し，看護の過去から現在そして変化し続ける看護の未来を考える力を養う。	座席指定
授業の 概要	「看護とは」を軸に，人間，環境，健康，看護教育と歴史，看護倫理，看護理論，看護と法律・経済，保健・医療・福祉との連携，国際看護・災害看護などについて学び，看護専門職のあり方について考える。授業は，講義をベースにしつつ，学習課題を題材にしてアクティブラーニングを重視した授業展開とする。	
学生の 到達目標	看護実践の基盤を支える看護の概念と役割を理解し，それらを各看護専門科目の理論と看護実践に活かしていくことができる。学習仲間とのディスカッションを通し絆をつくり，看護に対する考え方を深め看護者に必要な資質を理解し身につけることができる。	
回	**主な内容　（太字）は協同学習の技法名**	
第1回	学習課題⇒①今の自分が考えている「看護」とは　②看護師の職業の魅力について • グループでの自己紹介（**ミラーリング**）　• 授業計画と評価の説明 • 協同学習による授業方法　• 学習課題の共有（**ラウンド＝ロビン**） • 看護の定義と看護師の役割　• 看護の責務	①座席指定 ☆座席は授業の2〜3回ごとに変更し，新たな仲間と知り合い学び合う
第2回	学習課題⇒2回目の授業範囲（テキスト）を読み語句について調べ学習 • 学習課題の共有（**ノート＝テーキング＝ペア**）　• 看護の歴史と看護教育制度の変遷 • 教育の形態・看護大学を選択した理由（**ラウンド＝ロビン**）　• 看護を支える理論と研究 • 看護の人材育成と人材確保	
第3回	学習課題⇒看護師としての私の将来の夢 • 自己紹介（**ミラーリング**）・看護の対象となる人間の理解　• 人間の成長と発達・発達課題　• 学習課題の共有（**ラウンド＝ロビン**）　• 健康の定義　• ライフサイクルと健康 • 望ましい健康管理	②座席指定
第4回	学習課題⇒①専門看護師・認定看護師について • 学習課題の共有⇒（**ノート＝テーキング＝ペア**）　• DVD視聴：生命の現場で奮闘する新人看護師の姿を通して看護と看護師の役割に対する理解を深める（1〜3回目の授業内容をもとに視聴する）	
第5回	ミニテスト⇒1〜3回の範囲 • 自己紹介（**ミラーリング**）　• 実践科学としての看護実践　• 看護技術と看護行為（**ラウンド＝ロビン**）　• 看護技術の特徴　• 看護技術の基本原則　• 看護技術の実践に求められる能力　• ミニテストと採点（**シンク＝ペア＝シェア**）	③座席指定
第6回	学習課題⇒テキストを読み，興味のある看護理論家を1人選んでその主張をまとめる • ミニテスト結果　• 看護実践のための看護理論と看護理論家の理解　• 看護実践の理論化　• 理論の範囲　• 看護理論の変遷　• 学習課題の共有（**ラウンド＝ロビン**）　• 看護理論開発の発達史(1)	
第7回	学習課題⇒ミニテスト勉強 • 自己紹介（**ミラーリング**）　• 看護理論開発の発達史(2)	④座席指定
第8回	学習課題⇒①5月12日「看護の日」とは　②日本看護協会「忘れられない看護エピソード」を看護理論と関連させて読んだ感想 • 学習課題の共有（**ラウンド＝ロビン**）　• 看護における法的責任　• 人間の生活・道徳と法　• 保健医療関係法規の枠組み　• 看護職と法　• 医療法と看護　• 医療事故と法的責任	
第9回	ミニテスト⇒4〜8回の範囲 • 自己紹介（**ミラーリング**）　• 看護と経済　• 医療と経済　• 日本の医療保険制度 • 診療報酬　• 2025年問題　• ミニテストと採点（**シンク＝ペア＝シェア**）	⑤座席指定

（つづく）

表 I-1 「看護学概論」の内容と学習課題（つづき）

第10回	学習課題⇒日本看護協会の看護者の倫理綱領 15 条文を読みまとめる	
	● 看護における倫理　● 倫理的判断に必要な知識　● 患者の権利と医療における基本権 ● インフォームドコンセントと裁判　● 研究と倫理　● 価値の対立の解決（**建設的討論法**）	
第11回	学習課題⇒イラスト KYT の記載	
	● 看護ケアのマネジメント　● 医療安全推進の動向・歴史　● 医療安全への取り組み（ゲストスピーカーを招くこともある），自己理解とストレスコーピング	
第12回	学習課題⇒日本看護協会の看護者の倫理綱領 15 条文を読みまとめる	⑥座席指定
	● 自己紹介（ミラーリング）　● 看護者の倫理綱領　学習課題の共有（**ラウンド＝ロビン**） ● 看護者の倫理綱領 15 条文（**ジグソー学習法**）	
第13回	学習課題⇒災害看護の基礎　テキストを読む　急性期の避難所生活マインドマップ作成	
	● 災害と看護　● 災害の定義と種類　● 地震被害による疾病構造の特徴　● 災害サイクルと対応　● トリアージ　● 避難所における看護活動　● 学習課題の共有（**お散歩自由参観**）	
第14回	● 保健・医療・福祉における看護（**シンク＝ペア＝シェア**）　● 国際社会における看護と看護の場　● 国際看護と異文化看護　● 国際協力活動	
第15回	● 授業アンケート（評価）　● まとめ　● 筆記試験（試験時の座席指定）	⑦座席指定

　築することができる
⑤仲間の学習方法から効果的な学習方法を学ぶことができる

　ミニテストの目的は，次の 3 点です。
①テスト範囲を区切ることで修得すべき内容の理解を促進する
②テストを通して疑問点を抽出できる
③修得度を評価することで理解不足の部分を強化できる

　看護学概論の授業は座席指定にしています。その目的は，次の 3 点です。
①多くの仲間と触れ合いお互いを知る機会をつくることで，多様な考え・価値観に触れ多角的思考を刺激し自己の再構築を促進する
②学生個々を点から線，面へつなぎクラス仲間との連帯をつくる（クラスづくり）
③教師が学生の名前と顔，出席状況などを把握しスムーズな資料配付などに役立てる

　座席表作成は 2〜3 回の授業ごとに新しいグループメンバー（4 人）で編成します。授業準備の際，7 回分の座席表を作成しておき授業時に教室の入り口に掲示します。資料は座席数で仕分けておけるので，教室の後部座席の学生まで 1 分足らずで行き届き，授業開始時の無駄な時間浪費とストレスがなくなります。座席が替わったときは自己紹介，授業終了時はペアやグループ内でコンプリメント（賛辞）を交わし合います。コンプリメントによってポジティブなストロークがもたらされ，明るい気持ちになるだけでなく，客観的な評価によって新たな自己発見にもつながります。コンプリメントを交わし合うことは互恵的人間関係の土台づくりに効果的です。
　授業は講義をベースに協同学習を用いて展開します。学生は協同学習を知らないため，

　授業開講時に，協同学習について説明します。

　筆者が本授業に協同学習を用いる目的は，次の5点です。
①学習に対する個人の責任を明確にした学習をする
②他者と協同して学習する際に，まず個人思考によって自己との対話を積み重ねることで，自己の考えを明確にできる
③協同学習の技法を通して，思考する，聴く，書く，話して伝える表現力を高める
④多様な仲間に自己開示し学び合うことで，多角的思考を促進し看護職志向を再考し新たな自己構築の機会にする（人間的成長・青年期の発達課題達成の促進）
⑤肯定的な相互依存による互恵的な関係を通して，看護職に必要な協同の資質を体験的に学び身につけていく

協同学習の技法を用いた授業の実際

　協同学習の定義（条件）のなかには，「活動に対する振り返りの時間がある」という項目があります。毎回の授業終了時に行う振り返りの視点として特に大事にしていることは，「何を学んだか」「学習内容と協同学習の体験が自分にどのような学びと意味づけをもたらしたか」を思考し，記述することです。毎回の授業で書き溜めていった内容は，今後の学年進行や臨地実習の折々に見直すことができるので，自己の成長過程を確認できる資料になると期待しています。

　授業ではシラバスに沿って授業資料を作成し配付します。テキストと授業資料を用いた講義をベースにしつつ，事前に提示している学習課題を題材に1コマ90分のなかで30分程度使い，協同学習で学び合います。授業内容と関連させて設定した学習課題について自分の考えを書いてくること（学習に対する個人の責任を果たす）で，グループで行うディスカッションが協同学習の条件を満たす展開になります。どの技法を用いた場合でも同様ですが，たとえばラウンド＝ロビン（Round-Robin）という技法を例に説明します。この技法は，グループメンバーの数が3名や6名であっても，決められた順番あるいは自分たちで決めた順番に，設定された時間内に全員が可能な限り意見を述べていきます。筆者は通常4名グループを編成していますので，学習課題の内容や量によって30分前後を使います。

　第8回目の授業を例にとると，まず，学習課題①「5月12日『看護の日』とは」について，各自が自分の調べてきた内容（レポート）をメンバーに見せながら順番に発表していきます。メンバーは発表を聞きながら，自分に不足している点があれば参考に追記などをしていきます。次に，学習課題②「日本看護協会『忘れられない看護エピソード』を看護理論と関連させて読んだ感想」に移ります。各自が読んだ看護エピソードを紹介し，感動した部分や考えたこと，またそのエピソードがどの看護理論につながっていると考えたか，を述べていきます。そして残りの時間で，学習課題に対するメンバーの考えについて感想などを順番に伝えていきます。

　この，ラウンド＝ロビンの技法に沿って全部のグループが一斉に取り組んでいる状況は，各自が学習課題に取り組んでグループ学習に持ち寄るので，「学習に対する個人の責任」が明確になっています。また，学習課題は同じでも学習の方法や内容の深さ，広さなどには個人差があるものです。したがって，グループは成功（学び）の浮沈をともにします。自分の学習成果と他者の学習成果を共有できる場でお互いが学び合うことで，「肯定的な相互依存による互恵的な関係」が成立します。グループ学習では，仲間が自分の考えや学びを順番に伝え合うので，「対面しての活発な相互交流（学び合い）」が生まれます。すべてのグループが真剣に活発に取り組めば取り組むほど，教室は「宴もたけなわ」の賑わいを呈します。1人ひとりの発言を聞こうとするとお互いの身体の距離も自然と近くなり，集中して聴こうとする態度が見られます。このとき，全員に発言したり発表したりする場や時間が保証されているので，「1人ひとりの学生に，学習への参加の平等性が確保」されています。さらに，すべてのグループの全員が順番に発言していくので，そこにいる学生全員が学習に参加し「同時に活動して学び合う」ことができます。学習の平等性と同時性が保証されるので，そこでは「ただ乗り」で学習する状況は生まれません。

　協同とは，価値観や個性，能力などが異なる多様な人と，目標の達成のために力を合わせて取り組むことです。学習課題を題材に技法を用いることで，他者の存在が自分を成長させてくれることを再認識できるので，他者の存在を肯定し感謝できるようになる。つまり「協同についての体験的な理解が促進」されていきます。

　学生は往々にして自分から相手に踏み込んでいくことには消極的です。筆者の偏った私見かもしれませんが，個人情報保護やいじめ，少子化，SNS，携帯電話によるコミュニケーションの文字化などの社会背景が，他者への自己開示や介入に消極的（臆病）なスタンスを形成する要因ではないかと考えます。ところが，授業で対面して交流できる場を設けると，「もっと聴きたかったが時間が足りなかった」とか「このような場をもっとつくってほしい」など，他者の考えに触れ，発言し合うことにとても意欲と好感を示します。ラウンド＝ロビンを用いて発言し合うことで表現力が鍛えられ，自分と異なる多様な考えや価値観を受け止め合って学び合うことができます。そして，授業の最後に必ず「活動に対する振り返りの時間」を設けます。学習への取り組みを振り返り，よかった点・改善点を見出し，それらを記録用紙に記載し提出してもらいます。

　協同学習の技法はいずれの技法も学生のアクティブ・ラーニングを引き出すことができます。看護学概論で筆者が用いる主な技法は，「シンク＝ペア＝シェア（Think-Pair-Shake）」「ノート＝テーキング＝ペア（Note-Taking-Pair）」「ラウンド＝ロビン」「ジグソー学習法」「特派員」「建設的討論法」，そして筆者が独自に考えた「お散歩自由参観」です。「シンク＝ペア＝シェア」「ラウンド＝ロビン」を用いる場合は，まず自分の考えを明確にするために，個人で思考できる時間を設けます。協同学習の技法を初めて体験する学生も多いので，最初は簡単なものを繰り返し用い，授業内容の進度に合わせて複雑なものを用いていきます。協同学習の技法を用いることで，学生たちの話し合いの質と量が変化し，学習への個人の責任感を高め，問題解決の方法を体験的に学ぶことが期待できます。

　たとえば看護倫理の授業時（第10回）は，価値の対立を解決する方法を，60分程度の

時間を使って「建設的討論法」で学び合います。その際，教師が考えたテーマだけでなく，学生からもテーマを提案してもらい，いくつかのテーマのなかからグループで討論したいテーマを自由に選択して取り組んでもらいます。建設的討論法は，多角的思考を養うとともに双方が納得できる統合案を考えるプロセスを踏むので，チームで看護に取り組む際に求められる協働や協調など看護師に必要な資質を育てる協同教育につながります。

また，災害看護の授業時（第13回）は，急性期における避難所生活を想定した持ち物リストを考える際，マインドマップの作成に挑戦してもらいます。マインドマップ作成後はグループで発表し合ったあとに「お散歩自由参観」を取り入れています。「お散歩自由参観」は，一定時間（10分程度）の間，自由に教室内をまわって仲間のマインドマップを見て回り，自分に学びを与えてくれたマインドマップに感謝の付箋を1枚貼ってくるというものです。特派員の技法に似ていますが，個人の行動に自由度が高く，他者の成果物から学習や思考の視野が広がり，自己評価に役立つだけでなく，仲間からも評価がもらえるので学生たちに人気があります。

講義で学ぶ学習内容に加え，学習課題について協同学習を体験しながら学び合う授業に対する学生たちの振り返り記録を読むと，看護への理解が深まり広がっていく様がわかります。ある学生は，「看護学概論で緒方先生から，看護師が活躍できる分野をいろいろ提示され将来がかなりブレました。嬉しい悩みごとです」と書いていました。揺れにも種類があって，彼女の場合は活躍できる看護の場を多く知ったことで，将来への夢が迷うほどに変化してきた様子が感じられます。

学生たちの反応

毎回の授業振り返り記録用紙から，主な記述を取り上げてみます。

座席指定への反応

座席がコロコロ変わるのは他の授業ではないからとても楽しい。いろんな人と話ができるので楽しい。座席が定期的に変わるので新鮮な気持ちで授業に取り組める。座席が変わるたびに自己紹介の時間があるのがよい。いろんな人と関われるので仲良くなれるよい機会となる。知り合いが増える。クラスの輪が広がる。

学習課題への反応

課題の量がちょうどよい。自分から何かを調べようと思えるようになった。深く理解し友人と意見を交わそうと思える。自ら復習や予習を進んでやるようになった。ノート＝テーキング＝ペアをしたことによって，課題への取り組み方が変わった。事前学習を見せ合ったりすることで，お互いの意見を知ることができ，より看護に対する理解が深まった。課題学習をするだけでなく，それを授業で発表できるのがよい。

ミニテストへの反応

　ミニテストのたびに勉強するので頭に入ってきてよい。定期的なテストで重要な点を覚えられる。ミニテストで現段階の自分の知識を確認でき，勉強への意欲も出るのでよい。ミニテストに取り組むことで定期試験前に焦ることがなくなる。

協同学習への反応

　自分の意見を述べる前に個人で思考できる時間があることで考えが深まる。1人ひとりが平等に話せるのでよい。回を重ねるごとに意見を述べる必要性に気づき，意見を述べることにだんだん慣れていくことができた。いろんな人の意見が聴けて面白い。いろいろな視点から，見方・考え方を学べて自分が気づいていないところに着眼できる。なぜ？を考えるようになった。モチベーションが上がり勉強になる。自分の意見を伝える能力が向上したと思う。友人の考えは自分の考えにとても影響した。自分の意見に感想を言ってくれるので勉強になる。理解を深めたり，コミュニケーションスキルを高めるために効果的でよい。自分の考え方が広げられる。積極的に授業に参加できる。社会に出ていく上で自分の向上につながる。考え方が浅い自分には本当にありがたい授業だった。一番刺激になり，心に残った。

看護学概論を協同学習で展開する意義と課題

協同学習法を用いる意義

　学生たちが自分と仲間との間に協同学習法をおいて学び合う関係を図 I-3 に示しました。協同学習の技法を用いて，仲間と関わり課題に取り組むことで，看護の知識を習得するだけでなく，人間的成長や発達課題の達成を促進していけるのです。そのような協同学習による学び合いで，どのような現象が生じるのか，学生たちが授業ごとに書いた振り返りシートからは，図 I-4 に示したキーワードが挙げられました。

　授業に協同学習の条件が整ったとき，ケアリングを体験的に学んでいることにも気づ

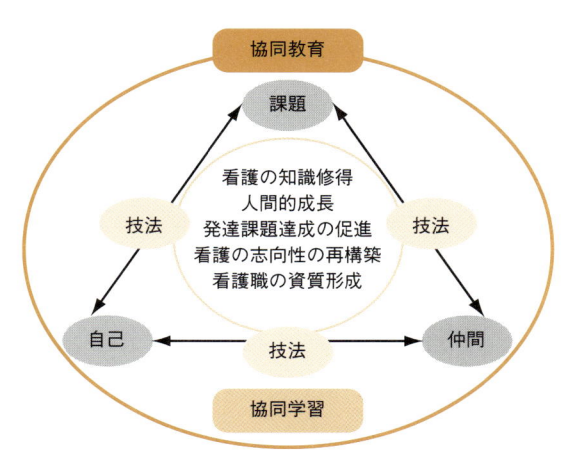

図 I-3　学び合いの関係図

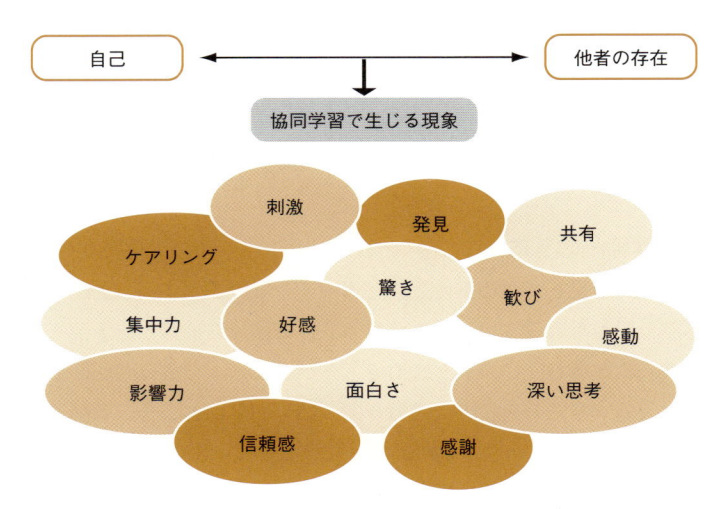

図 I-4　振り返りシートから見える協同学習への反応

かされます。協同学習の技法が人への積極的で温かい関心・関わりを生み，それが相互を
ケアしているのではないかと考えます。仲間のなかに自分の居場所を実感できることにも
つながると思います。入学直後からクラスの仲間と多く関わることは，1年生前期の基礎
看護援助論 I の演習や基礎看護学実習 I のグループ活動にもよい影響をもたらします。

　また，驚かされるのは実習のカンファレンスなどで，意見を引き出すために学生が協
同学習の技法を用いることです。司会の学生が，「すぐに意見が出ないようですので，こ
こで少し時間をつくります。まず自分で思考してください。その後にシンク＝ペア＝シェ
アをします」と言って進行します。学生の学習行動に協同学習が根づき，多様な他者との
協同を，学習や日頃の行動に体現化していく様を嬉しく思います。

　学生の記録内容には「看護学概論の授業は，自分で隣の人に意見を述べたりすることが
多く，自分の意見をしっかりもっていないとできないことでした。看護師にとって自分
の意見をもつことはとても大切なことだと思います。この授業を受けて，何かに一歩踏
み出してみることや，いろんなことを経験して自分に合ったものを見つけられたらいい
なと思いました」「看護というものをいろんな視点から学び，皆の考えや意見を共有して
さまざまな価値観に触れることで，自分自身になかったものを吸収できたり，お互いに
意識を高め合うことにつながり自分と向き合うことができた。学んだことにさらに興味
をもち深く学んでいくことが大切だと思った」などがあります。

　協同学習を体験的に理解しながら看護学概論を学ぶことで，看護への知識（認識の深ま
り）を得るだけでなく，人間の多様性への体験的理解，多様性への寛容性と耐性の強化，
積極的で温かい他者への関心と相互のケアリング体験，自己肯定感と他者信頼の強化，表
現力・コミュニケーション力といった社会的スキルの向上，発達課題達成と人間的成長へ
の促進がはかられているのではないかと感じています。教育の目指すところは人間教育
であり，望ましい人間の育成がよりよい社会人をつくることにつながります。看護教育
の目指すところも，看護学の専門教育（看護職の育成）に留まらず人間教育であり社会人

教育であります。協同学習がその教育力をもつからこそ，協同教育は看護師としての資質を育成することにつながるのだと確信しています。

授業展開における課題

　協同学習を体験する学生の多様性は，学生と教師を成長させてくれますが，授業展開には課題も生じます。ここでは，学生側と教師側の課題を1つずつ述べたいと思います。

　まず，学生側に生じる課題です。1クラス80〜90名の学生集団のなかには，まれですが，協同の行動がとれない学生がいます。たとえばシンク＝ペア＝シェアの場面になっても，相手と向き合おうとせず不機嫌ともとれるような表情でいる，あるいはうつ伏せているといった状況です。体調不良なのか，気持ちが授業に参加していないのか，理由はどうあれ，今は誰とも話したくないというメッセージを放っている態度なのです。このような学生とペアを組んだ学生は途方にくれ，あたかも外れくじを引いたような状況に陥ります。周りが活動をスタートさせているというのに，そこだけが静止しています。このようなとき，学生がどのような行動を起こすのか，筆者は少し距離をおいて観察します。なぜなら社会に出ればこのような人も珍しくはないからです。自分から一歩踏み出して声をかけられるか，それともそのまま放っておくのか，相手の学生にとっては，学習課題よりも難しい課題で鍛えられます。相手が応じてくれなければ，今ここでの学習を展開できません。つまり，協同学習でも理想通りに活動がスタート・展開しないこともあります。しかし，そのようなときにあせってすぐに介入したり，がっかりしてくじけたりしてはいけません。このような場面でこそ思い出さねばなりません。協同学習が教師にとって，生徒を観察したり評価したりする機会を著しく与えてくれることを。筆者は，その状況を観察し必要に応じて最低限の関わりをします。一見学習成果に影響するネガティブな場面ですが，この場面を提供してくれた学生こそ，「協同とは」を体験的に理解させてくれる相手といえます。

　また，ジグソー学習法を用いた場合は，教師役が欠席するとグループメンバーは一瞬困惑します。しかし人間社会にドタキャンの場面は多く存在します。時間制限がある場合などは，迅速に柔軟に，しかも可能な限りポジティブに解決したいものです。筆者は当該学生にどうすればよいかたずねます。学生と授業をつくりたいので，学生が考える解決案を聞いてそれを尊重するようにします。学生たちは，他の教師役のもとを訪ねともに学び合う行動に出ます。

　教師側の課題として，「時間管理」の難しさを体験させられます。協同学習のディスカッション効果を優先するあまり，設定時間を数分延長してしまうと授業の終了時間に影響し，学生の貴重な休み時間に食い込み不満につながりかねません。情けが仇とはこのことです。振り返りシートの記載を落ち着いて考えて書ける時間確保も大事です。そのため教師は，極力シンプルかつ短い言葉で説明し，学生がスムーズに理解できる話し方のトレーニングが必要だと実感します。

　最後に，冒頭に述べた看護職志向への揺れ幅について，看護学概論を履修した学生は

15回の授業の中間と最終回にどのように変化を感じたか，気になる点です。筆者は振り返り記録に「看護学概論を学んで変化した看護師を目指す気持ち」について，入学直後より「かなり強くなった」「強くなった」「あまり変化していない」「まったく変化していない」「わからない」という5段階での問いを入れています。すると，「かなり強くなった」「強くなった」はいずれの回も増えています。学生は，これからの学習進度・学習内容・学習体験によって，揺れ幅を変化させていくことでしょう。

●**参考文献**

1）ジョンソン，D.W.，ジョンソン，R.T.，スミス，K.A.(著)，関田一彦(訳)：学生参加型の大学授業—協同学習への実践ガイド．玉川大学出版部，2001.
2）フィンク，L.ディー(著)，土持ゲーリー法一(監訳)：学習経験をつくる大学授業法．玉川大学出版部，2011.
3）稲垣忠，鈴木克明：授業設計マニュアルVer.2—教師のためのインストラクショナルデザイン．北大路書房，2015.
4）グリフィン，P.，マクゴー，B.，ケア，E.(編)，三宅なほみ(監訳)：21世紀型スキル—学びと評価の新たなかたち．北大路書房，2014.

II

ジグソー学習法を用いた
基礎看護技術演習

1 | ジグソー学習法と 基礎看護技術演習

ジグソー学習法の概要

　ジグソー学習の過程は，カウンターパート・セッションとジグソー・セッションに分かれています。まずクラスを1グループ4人または6人のグループに分け，全グループに共通した学習課題を，1グループ4人なら4つ，6人なら6つと，グループ内の人数と同じ数になるように分割して提示します。分割された学習課題について各グループで話し合い，担当学生を決定します。次に，各グループから1人ずつ同じ学習課題に取り組む学生同士が集まって学習します。この1つの学習課題を担った集団を専門家チームと表現し，その専門家チームで学習活動をする段階をカウンターパート・セッションといいます。

　授業時間以外の時間を活用し，カウンターパート・セッションで学習課題を学び合った専門家チームの学生たちは，授業日に自分のグループ（ホームグループ）に戻り，教師役になって，担当した学習課題の内容をグループ内のメンバーに教えます。この段階をジグソー・セッションといいます。このジグソー・セッションで，教師役になって学習課題を他のメンバーに教える学生を「先生」と呼びます。

　ジグソー学習法を用いた方法で学習課題の全体を学ぶためには，グループのメンバーが自分の担当した課題について責任をもって学び，教師役となって互恵的に教え合い学び合う必要があります。このことから，分割された学習課題（1つひとつのピース）が合わせられて，初めて学習課題の全体（1つの絵）が完成するということで，ジグソーパズルになぞらえて命名されたことがよくわかります。

　ジグソー学習法には「ジグソー」と「ジグソー2」があります。ジェイコブスらは，ジグソー2について次のように述べています。

　「『ジグソー2』は『ジグソー』の変化形です。『ジグソー』では各「専門家」がそのホームグループにおいてある特定の部分の情報をもっている唯一のメンバーでした。『ジグソー2』では生徒全員が全体の情報をもっていますが，割り当てられた部分の「専門家」になる

のです。『ジグソー2』のよい点は，全体の文章を読んでから各自の割り当てパートを読んだほうが理解しやすいことがあるということと，たとえホームグループのメンバーの誰かが自分の役割をきちんと果たせなくても，そのグループが暗礁に乗り上げてしまうことがないという点です」[1]。

　筆者は，基礎看護技術の単元によってジグソーとジグソー2を使います。本学には，CCS（Campus Community System）から視聴覚教材を配信できるシステムがあるので（p5参照），提示した学習課題の基礎看護技術について，その視聴覚教材を視聴できるという点で，筆者の場合はジグソー2を用いることが多いといえます。

　どの基礎看護技術項目にジグソー学習法を用いるかは，教育目標，教育内容，授業時間数などによって判断しますが，工夫次第で基礎看護技術のほとんどの講義と演習に取り入れることが可能だと思います。筆者が基礎看護技術演習にジグソー学習法を用い始めた2002年以降に実施した主な単元は次の項目です。

- 基本ベッドの作製
- 臥床患者のリネン交換
- バイタルサインの測定
- 体位変換と移乗動作
- 身体各部の清潔
- 排泄の援助
- 注射の技術

　これらの項目の学習内容を4つの学習課題に分割し提示します。たとえば，バイタルサインの測定では，①体温測定，②脈拍測定，③呼吸測定，④血圧測定を，身体各部の清潔技術では，①全身清拭，②洗髪，③足浴，④陰部洗浄を学習課題として設定します。各単元の基礎看護技術によって学習課題の項目を決定しますので，課題の設定は常に4項目だけとは限りません。学習課題の内容や分割構成をどうするかは，ジグソー学習法を用いる目的のもとで，単元の内容や特徴，技術内容の難易度や実施時間などを考慮して判断していけばよいと考えます。

基礎看護技術「注射の技術」演習にジグソー学習法を用いる目的

　例えば，80人クラスに対して教師が5人の配置で演習授業をする際に，協同学習法を用いない場合，1人の教師が16人の学生を担当して，各注射技術のデモンストレーション（以下，デモ）をします。その場合，教師1人を取り囲む学生数が多いことで教師のデモは大変見えにくく，教師の説明や実施のスピードに理解が追いつけない学生も出てきます。またデモ後に各グループで技術演習を開始した際も，教師1人：学生16人では個々の学生に十分な指導が行き届きません。一方，ジグソー学習法を用いるとどうでしょう。小グループ（4人編成）のなかで，教師役の学生が各注射技術のデモを実施するため，デ

モが見えやすくわかりやすく，さらにディスカッションしながらデモを進めることが可能なので理解を促進します。また教師役の学生が，グループメンバーの技術修得のために丁寧に指導・助言することで，安全で確実な注射技術の修得を高めることが期待できます。

「注射の技術」は，滅菌された注射物品を清潔操作で準備し，正しい薬の知識，正しい注射の方法に基づいて実施する難易度の高い看護技術です。また，注射針など鋭利なものを人体（演習では，シミュレーター）に刺入・抜針するので，取り扱いには安全操作が必要であり，神経や血管の走行部位，筋肉・皮下脂肪など解剖学に基づいて正しい実施部位を判断する必要があります。したがって，ジグソー学習法を用いた場合は教師役の学生による根拠に基づいた丁寧なデモとメンバーへの指導・助言によって，これらの高度で複雑な知識・技術の修得を高めることが期待できます。

ジグソー学習法を用いた基礎看護技術「注射の技術」の展開例

学生への説明

「注射の技術」は，本学では基礎看護援助論Ⅳの単元「与薬の援助」のなかの演習内容です。演習項目は，「注射の準備」「皮下注射」「筋肉内注射」「静脈内注射」「点滴静脈内注射」としています。「与薬の援助」について講義に 180 分間使い，「注射の準備」の演習に 90 分間を使って実施します。全員が「注射の準備」に関する基本技術を修得した上で，ジグソー学習法での学習課題「皮下注射」「筋肉内注射」「静脈内注射」「点滴静脈内注射」に取り組めるように時間割の配置をします。時間割で「与薬の援助」の講義と演習「注射の準備」を 10 月末に配置した場合，「皮下注射」「筋肉内注射」「静脈内注射」「点滴静脈内注射」の演習授業は 12 月に配置し，カウンターパート・セッションの時間を 1 か月〜1 か月半程設けます。この期間の長さは看護技術の難易度によって判断します。各注射技術の演習は教師役の学生がゆとりをもってデモを行いグループメンバーとの学び合いを重視する上で，90 分2 コマで展開できることが理想です。

学習の主役は学生ですので，本単元の演習授業をジグソー学習法を用いた教育方法で展開することを，文書と口頭説明で行います。図Ⅱ-1 に配付資料を示します。資料では，①協同学習とは，②協同学習の定義（条件），③協同学習の技法，④「与薬の援助」の演習授業に協同学習の技法を用いる目的，⑤ジグソー学習法とは，⑥ジグソー学習法を用いた「注射の技術」演習の進め方について，理解しやすく具体的に記載しています。資料の配付と説明は，「与薬の援助」の講義時でもよいし，他の単元の授業終了時を活用してもよいでしょう。

学習課題とグループ編成の決定

授業までに学習課題を決定しグループ編成をしておきます。学習課題の数とグループの人数は比例します。筆者の場合，学習課題と小グループの人数編成を「4」にしています。

6人よりも4人のほうが，演習時間内で1人の学生が使う時間を多く確保できるからです。グループは，フォーマル＝グループとします（グループ編成については p80 を参照）。つまり，与えられた課題学習が終わるまで解散しません。その期間は数週間にわたり続きます。クラスの人数を，学習課題数に応じて小グループに編成し一覧表にして配付します。

　学生たちは学習課題の分担について小グループ内で話し合いによって決定し，担当課題ごとに名前を報告します。それを受けて，学習課題別に名前の配置を整えたグループ編成表を作成し配付します。これにより，カウンターパート・セッションの専門家チームメンバーが明確になります。

　学習課題の担当を決定していくプロセスでは，とかく積極性のある学生が，グループメンバーの同意を得ることなく自分の希望を主張し先取りをしがちです。そのため，グループ全員の平等な発言が保証された状況下での話し合いが重要です。人は他者から一方的に与えられた役割よりも，他者との話し合いのなかで自らが主体的に役割を選択し，意思決定をした場合のほうが能動的に取り組めるものです。そのためグループ内で各自が担当する学習課題を，どのような方法で決定するかを話し合う段階が大切です。話し合いでは自分の意思決定，意思表示，言語的・非言語的表現，他者の発言の傾聴，折り合いのつけ方などが必要になります。話し合いのときには，主張の強い一部の学生の意見によって決定されないように，「ラウンド＝ロビン (Round-Robin)」[2]を用いて，平等な発言のもとで決定するよう助言しています。

　ラウンド＝ロビンはメンバーが平等に参加できることを保証してくれます。まず，何について意見を述べるのか，テーマを共通確認します。今回は，学習課題の担当をどのように決定するか，がテーマになります。その後，テーマに対する自分の考えを明確にするための個人思考に1〜2分程度の時間を設けます。その後，1人ずつ自分の考えを発表していきます。このとき，途中で人の発言を妨げたり抑えたりすることはせず，全員の発言をありのまま聴くよう促します。結論を導き出せるまで，順番に発言を繰り返します。

　ラウンド＝ロビンでは，自分の意見をもって，それを表現すること，他者の考えを尊重して聴くこと，そして他者の反応を観察したり感じたりすることができます。これを全グループが一斉に行っている場面では協同学習の条件が機能しています。つまり①発言することに対する個人の責任が明確で，②話し合いの場面では，対面しての活発な相互交流があり，③全員の発言が保証されているので参加の平等性が確保されており，④全グループで全員が参加しての活動の同時性が配慮されています。

　個人の発言の機会を尊重したこのような話し合いの方法は，将来，チームの一員として働くときに求められる資質の一端を，トレーニングできる方法だと思っています。ラウンド＝ロビンを用いた決定のプロセスを経ると，全員の考えがわかり解決への方向性を見出しやすくなります。話し合いの結果，担当する学習課題を「じゃんけんで決めよう」ということに決定しても納得が得られやすく，主体的に取り組めると思います。

○○年度　基礎看護援助論Ⅳ　「与薬の援助」
協同学習の技法「ジグソー学習法」を用いた「注射の技術」演習について

担当：緒方　巧

協同学習（Cooperative Learning）とは

　協同学習は，小グループを教育的に用いた学習法で，学生が自分自身の学びと学習仲間の学びを最大限にするために，ともに学び合う学習法です。

　協同学習もグループ学習ですが，普通の「グループワーク」とは異なります。普通のグループワークでは，グループに課せられた学習課題について，グループメンバーが協力して取り組む一方で，グループワークに積極的に取り組まない消極的なメンバーを見かけることがあります。協同学習では，このような人を「ただ乗り」といいます。協同学習の条件が満たされた協同学習の技法を用いたグループ学習は，ただ乗りする人が生まれにくい構造になっています。

　協同学習を用いることで，協同という行為に含まれる教育的な力，協同の技能や価値を学び，協同を自らの行動に体現できるようになることを意図しています。協同学習の技法を通して，多様な価値観や個性をもった他者と協力し合って学び合うことで，各自が「学習に対する個人の責任」を果たし，他者との「互恵的関係（肯定的相互依存）」を形成していくことができます。これは，看護職のようにチームで仕事を成していく上で必要な資質であり，協同学習を体験的に学ぶことは，看護師の資質を高めることに有益です。

協同学習の定義（条件）

　協同学習の定義（条件）は，アメリカのジョンソンらの定義，ケーガンの定義，そして日本協同教育学会の定義がありますが，それらに共通している定義を踏まえ，緒方は以下の7つを「協同学習」の定義（条件）として授業展開をしています。

- 学習に対する個人の責任が明確である

　グループのなかで，1人ひとりが責任をもって取り組む（担う）学習課題が明確になっています。

- 肯定的な相互依存による互恵的な関係がある

　個人の成功（学び）がグループの成功（学び）と結びついています。つまり，助け合うことが動機づけられており，グループは成功（学び）の浮沈をともにする仲間です。

- 対面しての活発な相互交流（学び合い）がある

　シンク＝ペア＝シェア，ラウンド＝ロビンなどの技法を通して，学習仲間と対面して自分の考えや学びを伝え合います。表現力が鍛えられ，自分と異なる多様な考えや価値観を受け止めて学び合います。

- 1人ひとりの学生に，学習への参加の平等性が確保されている

　全員に，発言したり発表したりする場や時間が保証され発言の平等性が確保されています。

- 学習活動に同時性が配慮されている

　一部の人だけにスポットライトが当たるのではなく，そこにいる学生全員が学習に参加し同時に活動して学び合うことができます。

- 「協同」について，体験的な理解が促進されている

　協同とは，価値観や個性，能力などが異なる多様な人と，目標の達成のために力を合わせて取り組むことです。家庭も社会も学習も，協同で成り立っているといえます。多様な医療従事者と連携し協働する看護の仕事は，まさに協同なくして成り立ちません。協同学習の技法を通して協同を体験的に学び身につけます。

- 活動に対する振り返りの時間がある

　学習への取り組みを振り返り，よかった点・改善点を見出し仲間と共有できる時間を設けます。

図Ⅱ-1　ジグソー学習法を用いた「注射の技術」演習の授業配付資料

協同学習の技法

協同学習の技法は 200 以上あるといわれています。エリザベス・バークレイらの著書『協同学習の技法』には，30 の技法が紹介されています。緒方が用いる主な技法には，「シンク＝ペア＝シェア」「ラウンド＝ロビン」「ノート＝テーキング＝ペア」「ジグソー学習法」「特派員」「建設的討論法」などがあります。

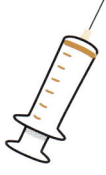

「与薬の援助」の演習授業に協同学習の技法を用いる目的

1. 教師役学生による丁寧なデモンストレーションにより，全員が安全で確実な実施方法を修得する

   演習で体験する「注射の技術」は，滅菌された注射物品を清潔操作で準備し，正しい薬の知識，正しい注射の方法に基づいて実施する看護技術です。注射針など鋭利なものを人体（演習では，シミュレーター）に刺入・抜針するので取り扱いには安全操作が必要です。そのため，皮膚や筋肉の構造，神経・血管の走行部位など人体の解剖を理解し，正しい実施部位を判断する必要があります。実施部位は狭い範囲に限局しているので，実施方法の見学をするとき，大勢だと見えにくさが伴います。そこで，確実な知識・技術の修得を促すためにジグソー学習法を用いて，教師役学生によるデモンストレーションを行います。

2. 「ジグソー学習法」を用いることで，知識・技術の修得，看護者としての資質を高める

   4 人編成の小グループのなかで，全員が教師役（デモンストレーションを実施して他者に教える）を担うことで，責任をもって学習し，知識と技術の修得を高めることができます。グループメンバーと協力して学び合うことで，他者と互恵的関係を築く能力を高めることができます。また，他者に伝え，教えることを通して表現力やコミュニケーション力を高めることができます。これらは看護者に求められる大切な資質です。

ジグソー学習法とは

アメリカの社会心理学者エリオット・アロンソンらによって考案された教育方法です。アメリカのような多民族社会のなかでは，文化や価値観などが異なる者同士が 1 つの教室で学び合います。そこで，ジグソー学習法を用いて多様な他者と互恵的関係を築きながら学習する体験をすることで，単に知識や技術の修得だけでなく社会的スキルも身につくことが報告されています（エリオット・アロンソン著『ジグソー学級』）。

ジグソーパズルは，1 つひとつのピースが合わさって 1 つの絵になります。つまり，学生 1 人ひとりが教師役となって，担当した学習課題（1 つのピース）について責任をもって学び，その学習成果を，小グループのなかで他の学生に教え合うことで，1 つの絵（今回は「注射の看護技術」）が完成する（修得する）ことを目指します。

ジグソー学習法には，カウンターパート・セッションとジグソー・セッションがあります。

◆カウンターパート・セッションは，同じ学習課題を担った学生同士（専門家チームと呼びます）で学び合う段階を指します。

◆ジグソー・セッションは，演習授業当日に教師役の学生が他の学生に教える段階（今回は，注射の技術のデモンストレーションを行う）を指します。

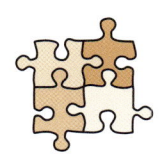

（つづく）

ジグソー学習法による「注射の技術」演習の進め方

1. グループ編成と学習課題担当者の決定

　4人編成のグループ内で，4つの学習課題（看護技術）の担当について，話し合いをして決定してください。学習課題は，以下の4つです。

1）皮下注射

2）筋肉内注射

3）静脈内注射

4）点滴静脈内注射

⇒○月○日（○曜日）○時までに，緒方研究室のドアに貼られた学習課題の担当一覧表に，自分の名前を記入してください。

2. 講義の受講とデモンストレーションの見学

　欠席しないように体調を整えて出席してください（学習への個人の責任）。

講義と演習

⇒○月○日（○曜日）

　○限目：講義（○教室）

　○限目：講義（○教室）　演習（基礎看護学演習室）⇒「注射の準備」の技術

緒方が実施する各注射の技術のデモンストレーションの見学

⇒○月○日（○曜日）

　○限目：①皮下注射，②筋肉内注射

　○限目：③静脈内注射，④点滴静脈内注射

⇒見学場所：基礎看護学演習室

⇒服装：診察衣とナースシューズ

⇒持ち物：①教科書，②授業資料，③各注射のチェックリスト，④筆記用具とバインダー

3. カウンターパート・セッション

　専門家チームで学習し，担当した注射の技術を練習します。

1）学習課題を担当した学生（教師役）を○○先生と呼び，同じ学習課題を担当した学生を専門家チームと呼ぶ。

2）専門家チームはペアやグループをつくり，空き時間を活用して，看護師役・患者役になってアドバイスし合って練習し，自分が担当した学習課題（看護技術：今回は「注射の技術」）を修得する。

3）チェックリストに沿って，根拠づけて実施できるように学習し，演習記録を作成する。

4）説明するときのセリフなども書き込んでいくと，伝えたいことが伝わりやすくなる。

5）演習室に掲示した用紙に練習日を記入し，担当した看護技術を修得する。

6）練習時は，必要に応じて教員の研究室を訪ねて質問し，演習室でアドバイスを受ける。

7）教師役は，以下のことに留意して練習すると効果的なデモンストレーションが期待できる。

　a）見学するメンバーが，見やすい位置にいるか確認する。

　b）根拠に基づいた，正しい知識と技術を説明し実施する。

　c）わかりやすく説明する。説明の方法を工夫し，自主的に配付資料を作成し理解を促す。

　d）大きい声で，はきはきと説明する。

　e）適度なスピードで説明する。

　f）グループメンバーの反応をとらえ，理解を確認しながら行う。

　g）疑問点があれば，グループメンバーとディスカッションをして解決する。

図Ⅱ-1　ジグソー学習法を用いた「注射の技術」演習の授業配付資料（つづき）

8）演習授業前日の準備
- 担当した学習課題の必要物品をワゴンに準備し，指定の場所に配置しておく。
- グループメンバーが使用する物品も準備しておく。
- メンバーに配付したい資料があれば，コピーしておく。
- 必要に応じベッドメーキングをしておく。

4．ジグソー・セッション（演習当日）
　教師役の学生は，担当した学習課題をグループメンバーにデモンストレーションする。
1）時間は，30 ～ 40 分程度を目安に，各グループで，一斉にデモンストレーションをスタートする。
　「今から，○○について，デモンストレーションを行います。○○が担当します。よろしくお願いします」
2）マインドマップに，手順・方法・留意点・根拠などをまとめて活用するのもよい。
3）グループでディスカッションしながらデモンストレーションを実施する。
4）振り返りの時間：デモンストレーションのあとに，グループメンバーは，教師役の学生に，デモンストレーションの良かった点を伝え，コンプリメント（賛辞）をします。

5．演習方法
1）教師役のデモンストレーションが終わったら，グループ内で看護師役・患者役を交代して，全員が看護師役を経験する。
2）教師役の学生は，メンバーの実施状況を観察しながら必要に応じてアドバイスする。
3）グループ内で，根拠や工夫点などを自由にディスカッションしながら技術を高め合う。
4）必要があれば，グループの担当教員に質問をして指導を受ける。
5）振り返りの時間に，学んだこと・よかった点・改善点などをグループで話し合い，グループ全員の到達度の確認を行う。
6）ミニテストを受ける。

6．演習後の提出物
1）演習レポートと振り返りシートを記入して提出する。
　提出期限と提出先⇒翌週の○曜日○時までに緒方研究室に提出する。

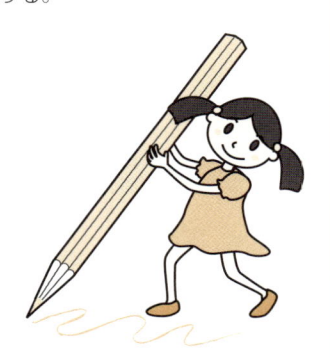

「やりとげました!!」

担当した学習課題の事前学習と
教師が行うデモンストレーションの日時設定

　講義時に，授業資料と同時に各注射技術の演習計画（図Ⅱ-2），手順に準じた各注射の技術のチェックリスト（表Ⅱ-1），必要物品のリスト（表Ⅱ-2），5R（right patient, right drug, right time, right route, right dose）に沿った処方箋（図Ⅱ-3）を作成し配付しておきます。チェックリストの項目は，各注射の技術の目的と適応，注射部位の解剖，看護師自身の準備，必要物品の準備，各注射に応じた準備，同意を得るための説明，手順に沿った実施内容・留意点，終了後の援助，報告・記録，後始末などです。

　講義から1週間程度の期間を空けて，教師（筆者）が各注射の技術を専門家チームごとにデモします。デモの日時は，学年の時間割を見て学生に負担が少ない日時を挙げて提案し同意を得ます。全員を対象とした日時調整なので学生たちとの丁寧な対話が重要です。デモの日時が決定したら，学生たちはその日までに担当した学習課題について事前学習します。これは個人思考の時間に相当します。事前学習をすると問題意識が生まれます。その頭づくりをしてから教師のデモを見学するとその場での質疑応答が活発になり，問題解決して練習することができます。

　ジグソー学習法を用いない場合でも，演習する基礎看護技術について十分に事前学習して臨めるよう，講義と演習までの期間を2週間程度設けるとゆとりをもって学習ができると考えます。

教師のデモンストレーションと必要物品の配付

　デモの日時にもよりますが，ここでは90分2コマ続きで4つの学習課題を4つの専門家チームで実施する場合を例にして説明します。前日に必要物品やデモの場所の準備を済ませておきます。今回は，筆者が1人で4つの学習課題についてデモをした場合を例に記載しますが，何人かの教師で担当する場合は，事前にプレデモを行い，共通認識してから実施します。

　まず，デモ用の必要物品を揃えたワゴンを4箇所に配置します。1つの学習課題のデモ（図Ⅱ-4）を終えたら，教師は次の配置場所に移動します。デモの見学を終えた専門家チームは，デモ終了後の物品を囲んで，理解度を確認したりディスカッションしたりすることができます。すべてのデモが終わって後片付けするまでの時間，他の教師の協力を得て各専門家チームの対応をしてもらってもよいでしょう。

　各学習課題についてデモを行う目的は，担当した学習課題の看護技術について，教科書や参考書だけではイメージしにくい技術全体の動きの理解を促すためです。教科書の内容（静止画）を教師が演じて（動画にして）見せることで，教科書に書いてある内容，言葉の意味づけ，根拠への理解が促せます。料理でも初めて目にしたレシピの場合，興味・関心はおおいに湧くものの，1つひとつの段階が理解できないとスムーズにつくれそうになく，読んでいてもそのうち関心と意欲が萎えてしまいます。しかし実演を見ると違ってきます。たとえば「小麦粉をざっくりと混ぜる」というときの，「ざっくり」の方法や程

看護学科　○○年度　基礎看護援助論Ⅳ演習「点滴静脈内注射」

○○年○月○日（○）○限　担当：緒方　巧

【学習目標】
1. 5R に基づいて，点滴静脈内注射の準備をすることができる。
2. 滅菌された注射器，注射針，アンプル，バイアルを清潔に取り扱うことができる。
3. 注射部位を正しく選定し，十分な説明と観察に基づき，安全・安楽に注射をすることができる。
4. 針刺し事故の防止に努め，注射器，注射針，アンプル，バイアルを安全に後始末することができる。
5. 実施した技術を評価し，今後の課題を明確にすることができる。

【事前課題と準備】
＊テキスト，チェックリスト，参考文献を活用し事前学習（演習記録の作成・解剖図の記載）をする。
＊教師役は，前日に必要物品をワゴンに準備しベッドサイドに配置しておく。ベッドメーキングをしておく。

【担当教員】
グループ 1〜3，20〜21 ⇒○○　　グループ 4〜5，18〜19 ⇒○○　　グループ 6〜7，16〜17 ⇒○○
グループ 8〜9，14〜15 ⇒○○　　グループ 10〜11，12〜13 ⇒○○

時間配分	演習展開	備考
9:00〜	□出欠・身だしなみ確認　演習説明	◎模擬血液が付着しないように注意する（使い捨てのガウンを着用してもよい）
9:10〜9:20	□ミニテスト（前回の演習　筋肉内注射について）	◎処方箋
9:20〜9:25	□デモの準備／患者役更衣	◎注射の必要物品（翼状針／三方活栓）
9:25〜10:05	□教師役学生によるデモ 1)「点滴静脈内注射」 　部位は前腕（体位：臥位）で行う。患者役はシミュレーターを装着する。 2) 教師役学生へのフィードバック・コンプリメント	◎シミュレーター
10:05〜10:40	看護師役 1 人目の実施 □点滴静脈内注射を実施する 1) 患者役と看護師役を経験する 2) 教師役学生は，グループメンバーの実施に寄り添いアドバイス・指導を行う ● 注射器の準備　● 部位の選定 ● 点滴静脈内注射（※部位は前腕・臥位で行う） □評価者は看護師役のチェックリストに評価を記入する。アドバイスをメモしておく	◎全員で技術確認を行い疑問点を解決する
10:40〜11:45	□休憩／患者役更衣／看護師役は実施の準備 2 人目，3 人目の看護師役の実施 □後始末	
11:45〜11:55	□グループで演習を振り返る ● グループ全員の到達度の確認 ● 練習が必要な課題は何か	**【演習記録の評価・考察】** ● 青ペンで追加・修正する ● 看護師役・患者役・評価役を通しての学び
11:55〜12:00	□ミニテスト（点滴静脈内注射）	
12:00〜12:10	□まとめ	

図Ⅱ-2　授業当日の演習計画

表II-1 「注射の技術」のチェックリスト（例）

○○年度　基礎看護援助論IV（注射の技術）点滴静脈内注射 check list　　担当：緒方　巧

学籍番号：　　　　　　　　氏名：

段階	項目	ポイント	評価	理由
1	点滴静脈内注射	目的		
		適応		
2	注射部位の解剖	実施部位		
		実施組織		
		注意すべき神経		
3	看護師自身の準備	身だしなみを整える。		
		実施前の手洗い（流水と石けん）をする。		
4	必要物品の準備	必要物品を準備するスペースを清潔にする。		
		必要物品を確認する。＊支柱台はコマ・ネジなどを確認する。		
		シミュレーター・膿盆と注射針廃棄容器を用意する。		
		静脈内注射に用いる物品を準備する（駆血帯，肘枕，防水シーツ）		
		処方箋を 5R で確認する。		
		消毒用アルコール綿でトレイを清潔に拭く。		
		処方箋の薬液を準備する。ダブルチェック 1 回目の確認		
		輸液セット，三方活栓，翼状針を準備する。		
		針とチューブを固定する絆創膏とカット用ハサミを用意する。		
		皮膚消毒用 70％アルコール綿を準備する。		
5	点滴静脈内注射の準備	支柱台をワゴンのそばに設置する。		
		ラビング法で手指を消毒する。		
		輸液セットを清潔に取り出し，クレンメを点滴筒の近く 10 cm 下方で締める。		
		輸液セットに三方活栓と延長チューブ，翼状針を確実に接続する。		
		トレイの中に輸液セットを清潔に置く。		
		輸液ボトルと輸液セットの接続		
		①処方箋と薬液の確認をする。2 回目の確認		
		②輸液ボトルを支柱台に下げふたをとる。		
		③輸液セットのビン針を輸液ボトルに刺入する。3 回目の確認		
		④点滴筒に輸液を 1/2 or 2/3 溜める。		
		⑤クレンメをゆっくり開き輸液をチューブ内に満たす。		
		⑥チューブ内の空気の混入を確認し，空気を取り除く。		
6	患者への説明（同意を得る）	実施対象の患者確認を行う。フルネームを言ってもらう。		
		目的を説明する。		
		方法（注射部位と必要な体位など）を説明する。		
		実施時間と所要時間を説明する。		
		コミュニケーションをはかり，観察・排泄の確認などを行う。		
7	患者の準備	適切な体位にして安全と安楽を確認する。		
		保温やプライバシーへの配慮を行う。		

（つづく）

表Ⅱ-1 「注射の技術」のチェックリスト（例）（つづき）

段階	項目	ポイント	評価	理由
8	注射の実施	ディスポザブル手袋を装着する。		
		注射部位の下に防水シートを敷く。		
		実施部位を選定する。必要時，肘枕をあてる。 ＊血管の走行・太さ・深さ・弾力性などを観察する		
		駆血帯で駆血する。針の刺入部位から（7～10）cm 中枢側		
		患者に親指を内にして手指を握るよう指示する。		
		70％アルコールで皮膚を清潔に消毒する。		
		注射針の刃断面と注射器の目盛が同一方向か確認する。		
		針の刺入部位の ○ cm 手前側から針を刺入する。 ＊注射針の刺入角度（10～20 度）長さ		
		神経に触れた痛みの有無を確認する。		
		血液逆流の有無を確認する。		
		駆血帯を外す。		
		患者に握りしめた手指を緩めるように指示する。		
		クレンメを緩め，滴下と刺入部の痛み・腫脹の有無を確認する。		
		患者の状態を観察し，言葉かけをして反応を観察する。		
		問題なければ，針とチューブを固定する。		
		今から滴下を開始することを告げ，ねぎらう。		
		指示された滴下数を調整する。100 mL を 30 分で滴下する。		
		手袋を外し，ラビング法で手指を消毒する。		
		安楽な体位・保温・衣類を整え，ナースコールを置く。		
		実施後の留意事項を説明する。		
		薬効・副作用の有無などを観察（主観的・客観的観察項目）する。		
		物品を片付け，環境を整えて退室する。		
9	終了後の援助	注射部位を観察し，終了を告げてねぎらう。		
		注射針を抜針し，3～5 分間圧迫止血する。		
		腕を曲げたり，マッサージは行わない。		
		止血を確認し，衣類を整える。		
10	後始末	物品の安全な片付け（医療廃棄物の処理）		
		記録・報告		

度が手の動きを伴ってよく理解できるからです。その上でなぜ，ざっくりと混ぜないとおいしく完成しないのかという，ざっくりの根拠を自分で調べると，興味・関心が維持されて，つくる行動を後押ししてくれます。

　ジグソー2で展開する場合は，並行してCCSからの視聴覚教材を見ることで，担当した看護技術へのイメージ化が高まるとともに，全員が他の学習課題についても理解を深めることができます。ジグソー2で展開しない場合でも，デモでは手順を一通り見て理解してもらいますが，根拠は詳しく説明せず，見学後に学生自身が学習します。

　イメージや理解を促せたら，次は練習する意欲につなげられるかどうかが勝負どころ

表II-2　必要物品のリスト

ベッド番号（　　）　学籍番号（　　）　名前：

	点滴静脈内注射の必要物品	受け取り時に○をつける	返却時に○をつける
1	手指消毒用アルコール		
2	トレイ消毒用アルコール		
3	トレイ		
4	皮膚消毒用70%アルコール		
5	処方箋		
6	輸液ボトル　生理食塩液100 mL		
7	輸液セット		
8	翼状針21 G		
9	延長チューブ		
10	三方活栓		
11	カット絆創膏		
12	絆創膏		
13	ハサミ		
14	駆血帯		
15	肘枕　＊必要時		
16	防水シート		
17	ディスポザブル手袋　2セット		
18	膿盆		
19	注射針廃棄容器		
20	静脈注射用シミュレーター		
21	模擬血液と血液廃棄容器（ペットボトル可）		
22	滴下数の計算用（時計・電卓）		
23	その他　ごみ箱		

教師役学生は，6〜10の物品を個人用の袋に入れて専門家チームのカゴに収納しておく。
受け取り時と返却時に○印をつけて確認する。

〇〇年度後期　与薬時の援助　演習資料

グループ番号（　　）　学籍番号（　　）　名前

処方箋

大阪北部病院　55病棟　1号室

5R　①名前：＿＿＿＿＿様　　年齢：＿＿＿歳
　　　性別：女性
5R　②薬剤名：生理食塩液100 mL
5R　③量：100 mL
　　　実施日：〇〇年　〇月〇日
5R　④実施時間：＿＿＿＿時
5R　⑤実施方法：点滴静脈内注射　30分間で滴下

　　　医師名　茨木　梅吉

図II-3　5Rに沿った処方箋の配付

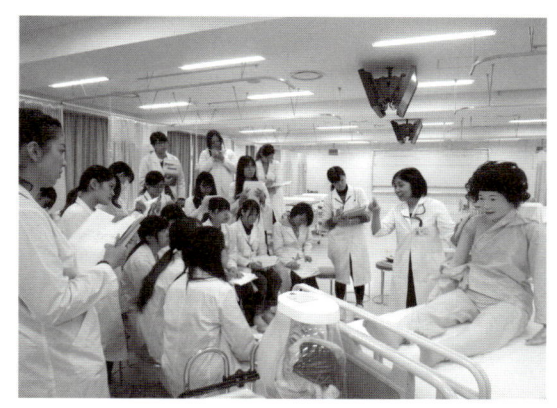

図Ⅱ-4　専門家チームへのデモンストレーション
教師役学生を対象に筆者がデモをしている場面。

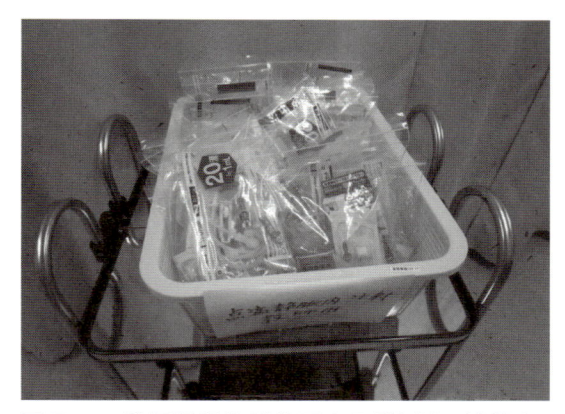

**図Ⅱ-5　教師役学生が使用する「注射の技術」の
　　　　　必要物品**
専門家チームごとにカゴに収納。

となります。つまり「あぁ私もやってみたい，やれるようになりたい，やれそうだ」と思えるかどうかです。教師自らが実施して見せることで，学生が「やろう，やろう」と思えるような内発的動機づけを刺激するところに教育方法の醍醐味があります。注射の技術では注射針を人に刺すことに対する恐怖心も訴えてきますので，「原則と根拠を理解して行えば大丈夫」であり，「練習することで自信をもって安全にできるようになる」と励まします。教師がデモを行う場を設けた際には，学生たちが単なる傍観者ではなく，自らが実施する主体者なのだという自覚をもってデモの見学ができるよう，意識と意欲を引き出し高められるような技術力と言葉の力を必要とします。

　デモが終了したら，学生全員に学習課題の練習に必要な物品を配付します。チャックのついた透明な袋を用意し，マジックで学籍番号と名前を記載してもらいます。そこに物品（注射器・針・薬液など）を入れ，学習課題（専門家チーム）ごとにカゴを用意して学籍番号順に収納してもらい（図Ⅱ-5）鍵のかかる戸棚に収納します。練習時は教師に申し出て取り出します。

　学生個々に物品を配付するのは，個々の責任感を育てるためです。針の後始末がいい加減だと，他の学生が物品を取り出したり返却する際にケガをするリスクが生じます。

　そのようなことがないように十分説明して配付します。演習終了後は，数を確認して医療用廃棄物専用缶に廃棄します。

カウンターパート・セッション（担当した学習課題の学習と練習）の展開

　カウンターパート・セッションは，同じ学習課題（今回は「注射の技術」）を担当した学生たちが各グループから集まってきて，専門家チームとして学習活動を展開する段階です。

　教師役の学生は，教師のデモを見学して得た技術のイメージを参考に，自分が担当した学習課題についてレポート（演習記録）を作成します。この事前学習は教師役以外の学生も行います。

　教師役は，チェックリストを参考にしつつ実施する看護技術の方法と根拠を説明するための具体的な事項をレポートにまとめます。デモをする際にどのように説明するのか，そのセリフなども具体的に書き込んだりしています。そして，一旦レポートを作成したあと，同じ学習課題を担当している学生同士で練習をします。

　カウンターパート・セッションにおける専門家チームでおおいに練習し，教師役としての責任を担って，看護師役と患者役を相互に務めながら学習を深めます。そのなかで，教師役の学生が行う技術を患者の立場に立って評価したり，説明内容，言葉の表現や声の大きさ，話す速度，聴いている人の反応をとらえながら説明できているかなど，アドバイスし合ったりすることができます。このカウンターパート・セッションの段階は，クラス仲間の新たな一面を知ったり，看護に対する多様な考えに触れながら，自分の考えを再構築していく機会にもなります。この期間に演習室は学び合う学生たちで活気づいてきます。看護技術は根拠が大切であり，方法は必ずしも1つだけが正解とは限りません。学生は根拠を学びながら練習を重ねることで，問題意識をもつようになり疑問を見出していきます。オフィスアワーの時間などを利用して，教師に積極的に質問して指導を受けるようになり，学生同士，または教師と学生がディスカッションする機会が増えます。

　さらに，練習を積むなかでいろいろな工夫を見出してきます。「文献にはこのように書いてあったが，自分はこのように考えています。これは正しい判断といえるのでしょうか」「こんな方法を考えついたのですが，先生はどう思いますか？」など，思考を深めていきます。筆者は，質問してきたことを讃えつつ，すぐに良し悪しで答えず，その方法を考えたついたきっかけや，よいと思う根拠などをたずね，技術の安全性や対象者の安楽などの点から揺さぶりをかけて検討します。学生が考えたアイデアがあっさりと「ダメだ」となる場合もありますが，なんと素晴らしい発想かと感動させられることも多々あります。なんといっても，学生たちが頭を寄せ合いあれこれと議論しながら取り組むところに学びの意義があり，技術修得への探求心や質を高めていけると考えます。教師も積極的に練習の様子を見に行き，適宜アドバイスしたりディスカッションします。学生たち

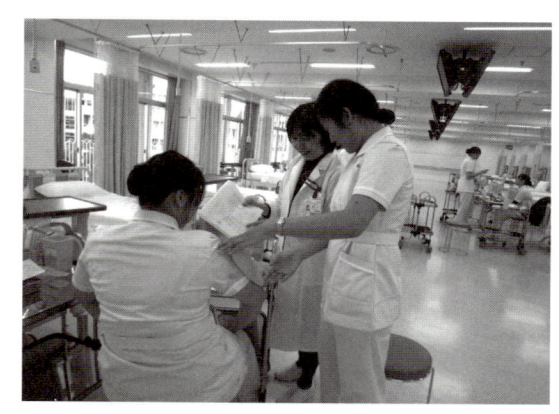

図Ⅱ-6　練習中の学生と教師のディスカッション

はこう言います。「先生がよく，わからないところはないですか，と聞いてくれるけれど，今まではそのわからないところがわからなかった。だけど，教師役をすることでわかっていないところがわかってくるので，わかるための勉強が忙しくなるしそれがすごく楽しく思える」。「演習授業で先生のデモンストレーションを見学するだけだと，その1つの方法しかわからないけど，こうやって自分たちで取り組むといろいろな方法があることを考え，理解できるので勉強になる」。このような反応をもらうと教師も学生も「探求のワクワク感」を共有できます（<u>図Ⅱ-6</u>）。

　このような学生の状況は，成長を期待する教師の立場からすると大変嬉しいことですが，練習に励む日々は，学生にとってはかなりハードです。「ほんとうによくがんばっているね」と言葉をかけると，「アルバイトを調整して練習を優先しています」「一番難しい技術を担当できてやりがいがあります」と言う学生もいます。学業を生活の中心に据えることにマイナスはないと確信しますが，学生個々の状況を聴きながら，ねぎらいや励ましの言葉をかけることを心がけています。こうした練習を通して，仲間との学習コミュニティが形成されていきます。ちょっと不器用な学生，友達が少ない学生がいると「練習はうまくいっているかな」と気になりますが，筆者の学生時代の剣道体験（p7）と同じで必ず寄り添い励まし教えてくれる仲間がいるものです。学生たちは練習を通して，一層友達のことを知った，理解が深まったなど他者理解が深められるといいます。

　山本五十六の有名な言葉に，「やってみせ，言って聞かせて，させてみせ，ほめてやらねば，人は動かじ」とありますが，学生たちが修得のための練習に楽しさを感じながらできれば，「看護師」になることへのモチベーションも，無意識のうちによい方向に動いていると確信しています。

　このように練習を通して気づいたこともレポートにそのつど書き足していくので，練習を重ねるごとに技術全体の流れとポイントが把握でき，技術そのものが上達します。学習成果が増えるとレポート（演習記録）用紙も数枚に及びます。そんなとき，マインドマップの書き方を紹介すると，数枚に及んだ内容を1枚のマインドマップにして作成するようになり，演習当日もマインドマップを見ながらデモをする学生も多く見かけられ

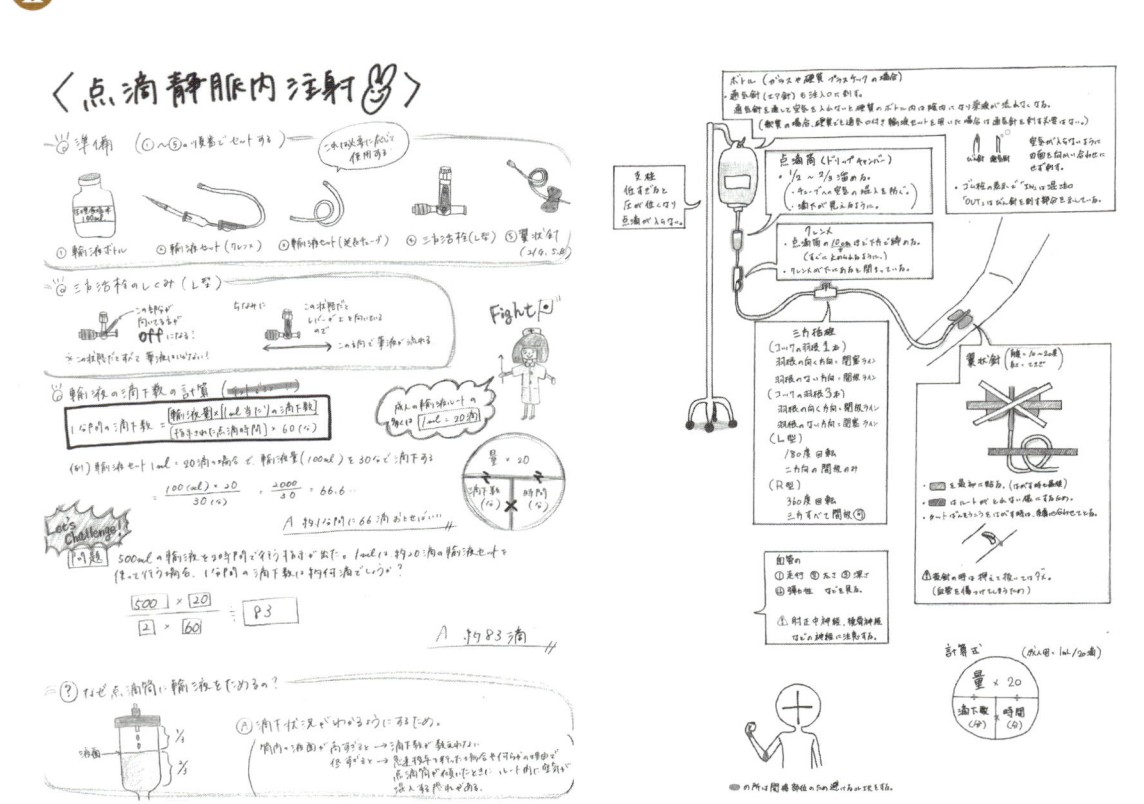

図II-7　教師役学生が作成した資料

ます。またメンバーに配付する資料を自主的に作成する学生もいます（図II-7）。注射の技術演習にジグソー学習法を用いた際，演習授業終了後に調査したデータでは，技術の難易度が高まるほど教師役の練習回数は多くなり，資料を作成して配付する学生も多くなっていました。

カウンターパート・セッションの状況把握

　カウンターパート・セッションが始まると物品の貸し出しや返却時の点検，求めに応じた指導などで，学生との関わりが増えます。しかし，教師が他の授業や会議などで不在になることも多々あります。そこで，教師が関われない時間帯をホワイトボードにマグネットで提示するようにしています。また，質問事項を記載する用紙を掲示しておきます（表II-3）。その内容を見て，回答はメールで全員に配信し学びを共有できるようにします。さらに，個々の学生の練習日時を記載する表を掲示します（表II-4）。これは，教師が個々の学生の練習状況を把握するとともに，学習の実績を可視化することで個々の学生や，専門家チームの練習を動機づけることを目的にしています。

教師役の学生への個別評価・個別指導

　この段階は，本来のジグソー学習法にはなく，筆者が独自に設けたプロセスです。各

表Ⅱ-3　質問事項を記載する用紙

ジグソー学習法による「注射の技術」演習　　専門家チーム・教師役・患者役　　質疑応答
質問があれば具体的に記載して下さい。回答は，全員の学生宛てにメールで回答し学びを共有します。

月日	担当	質問者	質問内容	緒方回答
○/○	○○注射	○○	質問内容を具体的に書く。	○/○済み

表Ⅱ-4　個々の学生の練習日程表

○○年度　基礎看護学　看護看護援助論Ⅳ　　ジグソー学習法による「注射の技術」教師役学生

	点滴静脈内注射		
	学籍No.	名前	☆実施後の練習日を書く 記載方法　例：① 10/14，② 10/15　○数字は練習回数
1			
2			
3			
4			
5			
6			
7			
8			
9			
10			
11			
12			
13			
14			
15			
16			
17			
18			
19			
20			
21			

○各注射技術の専門家チームで，自主的に学習・練習しましょう。
○看護師役・患者役になって，知識・技術・説明の方法などを助言し合いましょう。

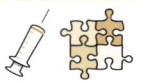

学習課題の演習日までに，教師役の学生のデモを個別評価し指導を行います。個別評価は学生1人に1時間程度を要します。演習日が近づくと受けつけた予約順に評価をしていくので演習室に入り浸り状態になります。評価で合格できなかった場合は，教師からのアドバイスをもとに練習を重ね再度評価を受けます。こうした個別評価と個別指導によって，教師は全グループの教師役の学生の知識と技術の修得度，適切な説明の仕方（表現力）などを把握することができ，修得レベルの差をなくすことができます。同時に各学生の学習意欲や看護に対する考え方などを知る機会ともなり，学生も「先生の看護観を知り，人間関係を深める機会になった」などの反応を返してくれます。

この個別評価のプロセスを数年間試みましたが，演習当日のジグソー・セッションで学生たちの学び合いの状況を見ると，必ずしも必要ではない場合もあるので，学生からの自主的な申し出に応じて個別指導をする方法もとっています。あるいは，演習の1週間前に専門家チームでプレデモを行い，本番に向けて最終確認をし合う学習の場を設けています。このプレデモは時間割で空いているコマを利用します。参加は自由です。実際には100％近い学生が参加します。開始前に「なぜ参加したの」と聴くと，「針の持ち方をもう一度確認したい」「注射部位を選定」するときの指の位置を確認したい」など，問題意識が明確です。さすが，練習を積んだだけあって，このデモ見学時は最初にデモを行ったときとは関心の高さが異なっていて，筆者のほうが緊張度が高まります。学生たちは，このプレデモにより自己評価でき，問題解決して本番に挑む自信につなげることができます。

演習前日の教師役学生の役割

教師役学生は，演習前日に自分が行うデモで使用する必要物品の準備やベッドメーキングをします。前日の準備は教師役としての自覚と責任感を促します。事前準備が整っていることにより，演習開始もスムーズで時間を有効に使うことができます。

ジグソー・セッション（演習授業当日の教師役）の展開

ジグソー・セッションは，教師役の学生（専門家チーム）が自分のグループに戻り，担当した学習課題をグループメンバーに説明し，看護技術を実践して教える（デモをする）段階です。演習は1回90分の授業を2回続きで180分使っています。演習の冒頭で教師が本日の学習目標と演習の進め方，留意点などを説明します。その後，教師役学生が学習課題（各注射の技術）のデモを行います。デモに要する時間は演習内容によって異なりますが，30～45分程度を目安にしつつ実際には各教師役学生の進め方に任せています。ただし，演習時間内にグループの他の3名全員が看護師役として技術を経験できることを目標にします。ジグソー・セッションを展開するにあたり，教師役学生には次の留意点を伝えておきます。

①見学するメンバーが見やすい位置にいるか確認して実施しよう
②根拠に基づいた，正しい知識と技術を順序性をもとに説明し実施しよう
③わかりやすく説明しよう。配付資料やマインドマップなどを作成し説明を工夫しよう

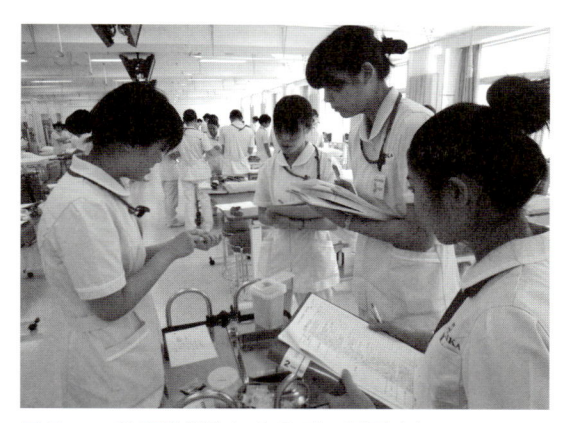

図Ⅱ-8　教師役学生によるデモ場面 (1)

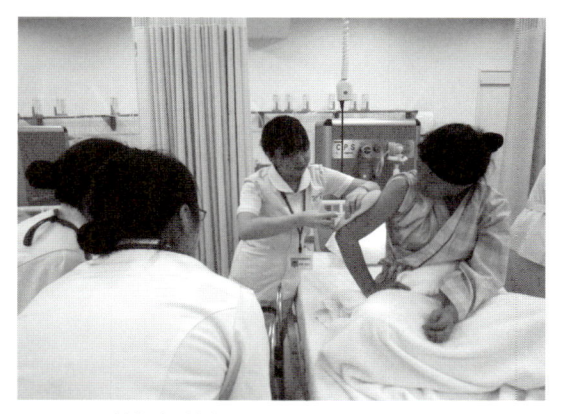

図Ⅱ-9　教師役学生によるデモ場面 (2)

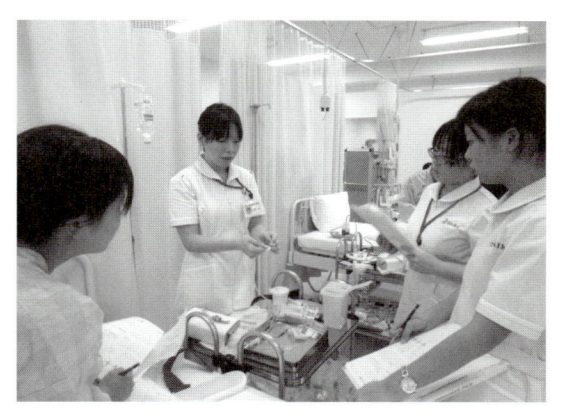

図Ⅱ-10　教師役学生によるデモ場面 (3)

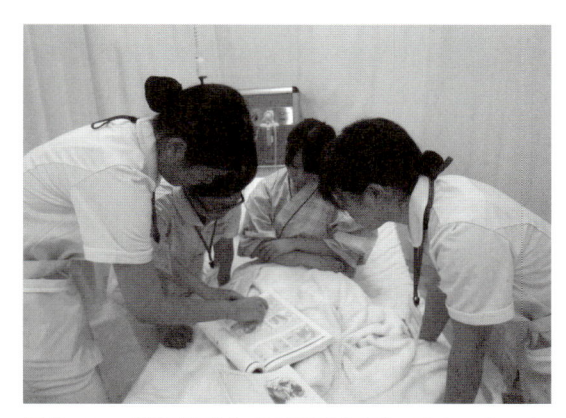

図Ⅱ-11　教師役学生のデモ中にディスカッションする場面

④大きい声ではきはきと説明しよう

⑤適度なスピードで説明しよう

⑥グループメンバーの反応をとらえながら，理解度を確認しながら実施しよう

⑦求めに応じて技術を繰り返し実施し，疑問点があればディスカッションをして解決しながら実施しよう

　教師役学生がデモをしている場面が，図Ⅱ-8〜10 です。学生たちが見学している場面を観察すると面白い現象に気づきます。それは，教師がデモをしているときと異なり，学生同士の距離が短いのです。つまり教師役の学生の身体に近い距離でメンバーが見学し意見交換をしているのです。これは，教師役の学生の声が小さいということではなく，学生間の心理的距離を表しているように思います。教師がデモをする際は，とかく「もっと近づいて見なさい」と促すことが多いように思います。

　教師役のデモを見学しながら，学生たちは自由な雰囲気のなかで質問したり意見を述べたり，指摘し合ったりします（図Ⅱ-11）。小グループなので，看護技術が見えやすく，説明も聞こえやすく，質問があればディスカッションしたりして，各グループ内で学生

の理解のペースに合わせて実施できます。教師役学生のなかには，緊張して説明が抜け落ちたり，十分に説明できなかったり，手が震えて技術がうまくいかなかったりする人もいますが，他のメンバーもテキストや授業資料，CCS からの動画の配信を視聴し事前学習をして演習に臨んでいるので，教師役学生にアドバイスして補足し合います。見学している学生も頼もしいのです。自分も教師役を経験しているので，その緊張感などを共有できるのでしょう。見学の態度にも真剣さがうかがえます。教師役学生に対して，「大丈夫，わかるよ」とか「いけてる，いけてる」などの声かけが聞こえてきます。この状況は教師によるデモには見られない，学び合いの風景です。終了したら拍手をしてコンプリメント（賛辞）もしてくれます。教師役学生の安堵と達成感の表情が輝いて見えます。

　教師役学生がデモをしている間，教師は観察に徹します。原則に照らし合わせよほど間違っていない限り，口出し手出ししません。デモ後に教師役学生に伝え，確認をしたあとに教師役学生からグループメンバーに伝えるという方法にしています。気をつけないととかく教師は，自分が教える主役になりたがるからです。

　教師役学生のデモが終了すると，他の 3 名が看護師役を実施します。そのときは教師役学生がつきっきりで指導するので，演習は学生主体で展開されていきます。その間，教師は担当グループを巡回して指導するので，質問に応じたり教師役学生の関わりを観察したりして気になる点があれば確認します。必要時は担当のグループを集めて説明したり部分的に看護技術を実施して見せたりします。

　教師役学生によるジグソー・セッションの利点をまとめると，次の項目が挙げられます。
- 小グループ内で実施するので看護技術が見えやすい
- 説明が聞こえやすい
- 質問しやすく意見交換しやすい
- 学生個々の理解のペースに合わせて実施できる
- 教師役がグループメンバーを個別指導するので指導が行き届き修得しやすい
- グループメンバーに指導することで，より理解が深まり知識，技術の修得を高められる

振り返りの時間

　演習の終了直前に，その回の演習内容に関する知識を問うミニテストを 5 分程度で行います。演習後は，グループで実施したことを振り返り，学び・改善点などを話し合います。また，各自が振り返りシート（図Ⅱ-12, 13）を記入し提出します。学習目標に対して，できたこと，十分できなかったこと，なぜどのようにできなかったか，どうすればできるようになるか自己の実践を客観的に分析します。患者役として学んだことなどは演習レポートに評価・考察として記載し，設定された日時に提出します。振り返りは評価を通して，今後の課題を見い出すために不可欠です。評価の目的に応じて，記述，ミニテスト，ルーブリック，ポートフォリオなどさまざまあります。評価の視点として筆者は，看護技術の基本原則である科学的根拠，安全，安楽，個別性，自立，看護倫理について常に学生が意識できるように促したいと考えています。

○○年度　基礎看護援助論Ⅳ「注射の技術」振り返りシート　○○年○月○日（○）

学籍番号：　　　　名　前：

点滴静脈内注射の教師役

- 「点滴静脈内注射」の教師役（デモンストレーションとメンバーの指導）を体験して，「できた」と思えた点。

- 「点滴静脈内注射」の教師役（デモンストレーションとメンバーの指導）を体験して，今後に向けて，「改善や工夫が必要だ」と思った点。

- 教師役として練習に頑張っているとき「どんな気持ちで練習」していましたか。

- 仲間と練習することで，「勉強になる」と思えたことはどんなことでしたか。

- 教師役の体験をしたことは，看護師を目指す自分にとって，「どのようなプラス（意義）」があったと思いますか。

- 「点滴静脈内注射」の技術を，どの程度「習得できた」と実感できますか。

- 協同学習への感想など
  ジグソー学習法の取り組みが　①自分にとってよかったこと　②負担だったこと　③その他

図Ⅱ-12　振り返りシートの例（1）

○○年度　基礎看護援助論Ⅳ「注射の技術」振り返りシート　○○年○月○日（○）

学籍番号：　　　　　名　前：

「点滴静脈内注射」のデモンストレーション見学

- •「点滴静脈内注射」の教師役のデモを見学して，「できていた」なら○，「努力がほしい」なら△をつけてください。
  - （　　）①見学するメンバーの，見やすい立ち位置を確認して開始した。
  - （　　）②根拠に基づいて説明していた。
  - （　　）③注射の技術を正しく実施していた。
  - （　　）④わかりやすい説明を工夫していた。
  - （　　）⑤配付資料を作成して配付していた。
  - （　　）⑥聞こえやすい声で，はきはきと説明した。
  - （　　）⑦適度なスピードで説明した。
  - （　　）⑧グループメンバーの反応や理解を確認しながら行った。
  - （　　）⑨疑問点（質問）に，対応して解決してくれた。
  - ⑩その他，教師役の人に「良かった！と伝えたい内容」を自由に書いて伝えてください。

- •「点滴静脈内注射」の教師役のデモとメンバーへの指導を見て，自分のデモ時に役立てようと思った点。
  - ＊すでに教師役が終わった方も，本日の教師役から新たに学べた点があれば書きましょう。

- •「点滴静脈内注射」の技術を，どの程度「習得できた」と実感できますか。

- •協同学習への感想など
  ジグソー学習法の取り組みが　①自分にとってよかったこと　②負担だったこと　③その他

図Ⅱ-13　振り返りシートの例（2）

ジグソー学習法を用いない演習に生じやすい問題

　前述したように，教師がデモを実施する場合，1人の教師が担当する学生数は，だいたい16～20名です。看護技術ごとに見学の視点がありますが，注射の技術では実施部位の範囲が狭く，なおかつ注射器のもち方や注射針の刺入方法，長さなどを理解するには，実施者の近くで見る必要があります。ところが見学人数が多いと互いに遠慮し合うのか，つい遠巻きになりがちです。つまり，教師によるデモの見学場面には以下の課題が生じます。

- 教師が行う細かい技術の動きが見えにくい
- 教師の説明が聞きとりにくい
- 教師の説明のスピードについていきにくい
- 教師に質問がしにくい

　教師によるデモの見学が終了すると，学生は各グループに戻り看護師役，患者役，評価者役などをロールプレイで体験します。このとき，教師は担当したいくつかのグループを巡回して指導・助言していきます。学生たちも教師に質問したりします。このような方法の場合，以下のような課題が出てきます。

- 教師は担当した学生個々の，看護技術の一連の実施を観察し個別に関わることは不可能であり，指導が行き届きにくい
- 指導を要する学生がいると，個別指導の時間配分に偏りが生じやすい
- 学生は，事前学習と教師のデモ見学をもとに実施するので，教師が巡回してこない間は，試行錯誤的になり技術の修得度を高めにくい
- グループメンバーによって，演習への主体性や修得への意欲に差異があると，グループメンバー間で影響を受けやすく，技術修得に個人差が生じやすい

看護師としての資質形成に貢献できる利点

　ジグソー学習法を用いた技術教育によって得られる成果は，小グループ体制での学習効果だけでなく，調査によって次の点も確認できています。有意差を確認できた項目と学生の主観による項目がありますが，主観は学生の実感を示す貴重なデータととらえています。

- 知識・技術の修得
　特に，教師役として担当した技術の知識と技術修得を高める。教師役は担当した看護技術のポイントや根拠を述べながら実施するため，「なぜ」を明確にする思考と態度を育む。
- 責任感の強化
　教師役としてグループメンバーに対する「学び」への責任感が強化される。
- 学習意欲の向上
　技術修得への学習プロセスを体験することで，他の技術修得への主体的な学習を動機づける。
- 学習への主体性
　スケジュールを組み積極的に練習する。技術の難易度が高いほど練習回数が多くなる。メンバーに伝えるためのアイデア・工夫に自ら取り組む。

● 表現力・コミュニケーション力の向上

デモではわかりやすい説明と質問への応答力が求められるので，言葉による表現力が磨かれる。

● 人間関係の形成

同じ学習課題を担った学生同士で練習を重ね互いに看護師役，患者役をし合う過程で関わる時間が増える。クラスやグループの仲間との距離感が縮まり新たな人間関係も形成されていく。互恵的関係のなかで相互支援の風土がつくられていくプロセスを体験的に理解することで，自らが主体的に協同を実践し互恵的関係をつくり出す存在となる。

　これらの成果は単に看護技術の修得だけでなく，看護者としての資質やリーダーとしての資質を育む上でも，意味ある内容だと考えています。教師役の経験を積み重ねていくことで，臨地実習や卒後に受け持ちの対象者に説明や指導をするとき，またプリセプターやチームリーダー，臨地実習の指導者などの指導的役割を担ったときにおおいに役立つのではないでしょうか。

● 引用文献

1) ジェイコブス，G.，パワー，M.，イン，L.W.(著)，伏野久美子，木村春美(訳)，関田一彦(監訳)：先生のためのアイディアブック―協同学習の基本原則とテクニック．日本協同教育学会，p54, 2005.

2) バークレイ，E.，クロス，P.，メジャー，C.(著)，安永悟(監訳)：協同学習の技法―大学教育の手引き．p89, ナカニシヤ出版, 2009.

2 | 演習授業のまとめに用いた展開例

　ここでは，ジグソー学習法を，基礎看護技術の演習授業（以下，演習授業）のまとめの時間に用いた展開例を紹介します。この方法は，前述のように演習授業のはじめに教師役の学生がデモンストレーション（以下，デモ）を実施する場合に比べ，学習課題のボリュームが少ないので取り組みやすく，また，教師が初めてジグソー学習法を体験する際にも試みやすい方法だと思います。

何のために，なぜ用いるのか

修得状況を評価する

　ここでの目的は，教師が本時の演習授業で到達してほしいと期待した学習目標に対する形成的評価です。教師は常に学習目標を明確に提示して授業を展開しますが，演習授業の学習形態は集団学習なので，学習目標に対する学生個々の達成状況を把握するのは容易ではなく時間的にも困難です。しかし学生の修得状況を確認することなく演習授業を終了すると，不十分な修得，あるいは誤った修得状況下にある学生は，それをベースに練習を積み重ねていく恐れがあり，誤った看護技術を強化しかねません。そこで問題点を明確にして修正しておけば，その後の練習で改善していくことができます。また教師が学生の修得状況を確認しておくことは，自らの教授方法を評価し次回に向けての改善点を見出すために有効です。

　演習授業のまとめで時間を確保し，学生の看護技術の実施状況を観察することによって，学生の修得状況を認知領域，精神運動領域，情意領域の側面から確認することができます。看護技術のどの部分ができていないのか，どのようにできていないのか，なぜできていないのか，知識が曖昧なのか，初めて取り扱う物品に慣れていないことなどによる手の動きの問題なのか，それとも対象者や看護技術と向き合う態度に問題があるのかなど，分析・評価に必要な情報が得られます。つまり学生が「自分はできた」と思って

いる看護技術に潜む，曖昧な部分や正しい修得を阻害している問題点が客観的観察によって具体的に見えるので，演習授業の終了までに修正し指導しておくことができます。

その一方で見落とさないように心がけていることは，望ましい修得状況に対する学生への賞賛です。よい点を見逃さず，また意識的に見つけ出し，具体的にすかさず褒め讃えることで，そのよい点をさらに強化できるよう内発的動機づけの促進をはかります。

演習授業のまとめは協同学習法を活かしやすい

今回取り上げる場面は，学生が本時の演習授業で学習した看護技術の一部分を教師役として担当し，他の学生に実施して見せるので，学習者同士で学習目標の達成状況を確認し評価し合うことができます。教師役学生の実施を見学している学生も，自らの修得状況を振り返り自己評価する機会になります。教師が学生と一対一で向き合って修得状況を確認し指導するだけでなく，教師役学生と他の学生たちが双方向的に関わって修得状況を再確認し合う学び合いが可能になります。つまり，教師役の学生，他の学生，教師がトライアングルとなって，本時の学習目標に対する到達度を確認し合えるのです（p5，図Ⅰ-1）。

教師役の学生は，自らが担当した看護技術を他の学生の前で実施するので，演習授業中だけでなく事前学習の段階から，看護技術の修得に真剣に取り組まねばなりません。すなわち「個人の学習への責任」を促すとともに，その取り組みを通して学習への主体的態度と技術修得を促進することができます。また全員が教師役を担うので，「学習参加の平等性」も保証されています。一部の人しか教師役を実施しないとなると，他の学生はつい受け身の傍観者になりがちです。

人は，「いずれ自分も体験することになる」とわかっている場合，あるいは「すでに自分も体験したことがある」ことに対しては関心や共感を高めるものです。学生のなかには，「人前で実施することは苦ではない，むしろやってみたい」という積極的なタイプの人がいます。そのような学生はその心意気も含めて，他の学生の学習モデルになるだけでなく，本人もその体験を通して新たな自分の課題を見出す機会を得るでしょう。

反面，「人前で実施するのは超苦手だ」「緊張するし，うまくできないと恥ずかしいから嫌だ」「やってくれる人がいたらその人にぜひやってもらいたい」と発言する消極的なタイプの学生にとっては苦痛かもしれません。しかし，看護職を目指すからには，他者にわかりやすく説明し実施できるようになるための訓練は避けては通れません。野球やサッカーも同じで，理論上でわかっていても実際に自分の守備範囲に球が飛んできたならば，球をキャッチできることは必須に求められます。さらには次が肝心です。どこにどのように送球すれば勝ちにつながるか，走者や守備状態を瞬時に観察・アセスメントし，ベストの判断と送球をしなければなりません。この能力は百戦錬磨の訓練を積んでこそ磨かれるものです。こんな話もして弱気な学生を励まし，「必ず将来に役立つ」と確信し，背中を押しています。

「結果を引き受けることなく，学習に専念できる」状況下だからこそ

　舟島なをみ氏は，「看護技術演習に取り組む学生は，学習者としての自己の行動が，現実のクライアントや現場の看護師に及ぼす結果を引き受けることなく，学習に専念できる。また，学生は，学習の段階に応じて，さまざまなレベルの現実を再現した場に参加できる。たとえば，学習の初期段階の場合，どれだけ時間がかかっても，どれだけ稚拙な技術でも，負担をかけることも苦情を言われることもないシミュレーターに技術を提供し練習することができる」と述べています[1]。

　学生は初学者なので最初はうまくできなくて当たり前。だからこそ，舟島氏が述べているように学内での演習は「結果を引き受けることなく，学習に専念できる」状況下なので，本番の緊張をもって果敢に体験してもらいたいとの願いがあります。ただその際は，「教師役を体験してよかった」と実感してもらえるための学習環境づくりとして，温かい励ましや雰囲気づくりなどの配慮にも努めます。

　さらにジグソー学習法は，「対面しての活発な相互交流」をすべてのグループにおいて「活動の同時性」として生み出します。教師役の学生が実施する看護技術について，よい点や修正の必要な箇所を見出し，意見を述べ合うことは，相互交流による効果として「互いに新しい考え方を発展させたり新しい技術を身につけたりする」ことにつながります[2]。

　人に教えることで自らが最もよく学べるという利点を備えたジグソー学習法は，演習のまとめの部分で工夫して用いることで，看護技術修得に向けた教育効果をもたらすと確信しています。いろいろな単元の演習授業でぜひ1度試みていただけたらと思います。

留意点としての「時間の管理」と工夫

　演習授業の展開にあたり，まず留意すべき点として「時間の管理」があります。演習授業のまとめの時間は，授業終了間際の時間帯になるので，終了時刻から逆算した確実な時間確保を必要とします。教師はつい，自分の授業時間のことだけに気が向きがちですが，時間割によっては学生たちには次の授業が待っている場合も少なくありません。学生たちが10分間あるいは15分間の休憩時間に，更衣や排泄，水分補給などを行い次の教室へ移動できるよう，授業の終了時刻を厳守することは学習権への倫理的配慮として不可欠です。

　教師主導型の授業（一方向的な講義形式）では学生の学びの状況はどうあれ，授業中の時間配分は教師の胸三寸でコントロールできるので，時間管理に対する教師の心理的負担は少なく自己満足度は高まりがちです。しかし，協同学習法を用いる授業では学生の学習活動を組み込むので，スムーズな授業を展開する上で，時間の管理は大事なポイントになります。学生とともにつくっていく授業では，多様な学生の集団行動を相手に展開するので，相互作用が織りなす想定外の状況も生じます。予定の計画と学生の動きをとらえ，授業展開をコントロールする必要があります。筆者は，教室内，あるいは別の教室へと学生を移動させるときは，「30秒で自分の席に戻れますか」とか，「5分間で移動

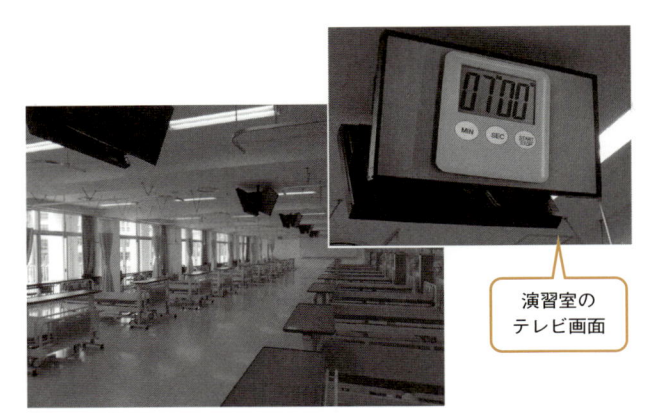

演習室の
テレビ画面

図Ⅱ-14　タイマーを用いた残り時間の提示

してください」と時間を示すようにしています。すると，だらだらしがちな移動行動にスピードが出ます。

　さらに演習授業では，使用した物品の後始末から清掃までが伴います。グループ全員が看護師役となって看護技術を実施し，なおかつ後始末・清掃までを時間内に済ませるためには，時間管理へのひと工夫が必要です。学生たちも時間を意識して行動してくれますが，段取りをつけて課題遂行する力は十分身についていないので，教師が期待するほどには事がテキパキと進行しません。筆者自身も学生の指導に没頭していると，時間の管理がおろそかになり，「おっとっと，時間超過した」と慌てることがあるからです。

　そこで，取り入れているのが，「タイマーを用いた残り時間の提示」です。演習室の天井に設置された10台のテレビ画面と正面の大スクリーンに映された残り時間が，みんなの視覚に訴えてくれます（図Ⅱ-14）。教師も学生も無言のうちに時間を意識して行動しようとするので，時間を告げるために声を張り上げて急かす必要もなくなります。自分に与えられた時間を常に意識し，事を成すための段取りを考えて行動するという小さなトレーニングの積み重ねは，日常生活や看護師の仕事に役立っていくと期待しています。

ジグソー学習法を「注射の技術」演習授業のまとめに用いた展開例

　本来，ジグソー学習法は，同じ学習課題を担当する学生たちが集まって学習するカウンターパート・セッションを経たあと，それぞれが自分のグループに戻り，自分が担当した学習課題について教師役となって他の学生に教えるというジグソー・セッションにより，構成されています。

　今回の展開例では，演習授業でグループメンバーと一緒に同じ学習課題を学び合っているので，それをカウンターパート・セッションと見なします。その後，演習授業のまとめの時間に，各グループから1人ずつ学習課題を担った教師役学生が集まってきて，教え合い学び合う場面をジグソー・セッションとして設定します。

　この方法の場合，演習授業開始までに学習課題別の教師役を決定しているので，演習

当日はスムーズにジグソー・セッションに入っていけます。時間にロスが生じにくく，ジグソー学習法を初めて体験するときにも比較的容易に実施することができます。形成的評価として行うので，教師役学生も「今，このときに」自分が修得したと思うありのままの状態で実施すればよいので，学生にとっても取り組みやすいと考えます。

では以下に注射の技術の展開例を具体的に述べていきます。

事前学習

学生たちが演習授業に臨むにあたり学習する単元の演習項目について事前学習をするのはジグソー学習法と同様です。本学の場合，CCS（Campus Community System）にある注射技術の動画の視聴や，テキスト，授業資料を活用し，全員が演習授業内容についてレポートを作成して演習授業に臨みます。

教師が演習授業までに配付しておく資料

■演習計画書

学生が事前学習する際，演習のイメージがもてるように，講義時に注射の準備，皮下注射，筋肉内注射，静脈内注射，点滴静脈内注射の演習計画書を配付しておき，まとめの時間にジグソー学習法を用いる目的と方法を説明しておきます。演習計画は，前章で紹介した図Ⅱ-2（p33）をベースに時間配分を変更し，まとめの時間を確保します。時間の長さは看護技術の内容によって判断します。またこの場合は，演習のはじめに設定していた教師役学生によるデモの代わりに，教師によるデモを計画します。

■教師役学生のデモンストレーション用チェックリスト

まず各注射技術の手順と原則，留意点を含めたチェックリスト（p34，表Ⅱ-1）を4つの段階に区分します。たとえば点滴静脈内注射の技術では，以下のようになります。

- 第1段階：項目1～3
  注射の目的と適応，注射部位の解剖，看護師自身の準備
- 第2段階：項目4～5
  必要物品の準備，点滴静脈内注射の準備
- 第3段階：項目6～7
  患者への説明（同意を得る），患者の準備
- 第4段階：項目8～10
  注射の実施，終了後の援助，後始末

■教師役学生が実施する注射技術課題の担当表

1つのグループが，各チェックリストの第1～4段階を担当し経験できるように，表Ⅱ-5のように計画します。今回は，教師5名で20グループ（80名）を担当する例を示しています。開講年度によって学生数が異なる場合は，1つの担当箇所を2人で担当しデ

表Ⅱ-5　教師役学生の担当表　作成例

注射技術課題4項目の各チェックリストを4つの段階に区分しておきます。各グループが，すべての注射技術課題の各段階を1回ずつ経験できるようにグループ（G）を配置した表を作成します。（例：今回は20グループを5名の教師で担当する場合の配置例）
学生はグループ内で話し合いにより担当箇所を決定します。

基礎看護援助論Ⅳ「注射の技術」演習のまとめ　計画（例）
〈ジグソー学習法を用いた教師役学生によるデモンストレーション〉

目的
1.　教師役学生によるデモンストレーションと見学により注射技術の修得状況を確認する
2.　正しい注射技術の実施に必要な知識，技術，態度を再確認する
3.　自分が担当する技術内容に責任をもち，主体的に学習してデモンストレーションができる
4.　注射技術の修得における自分の課題を明確にして今後の練習に活かしていく
◆下記の計画表に基づき，演習授業のまとめの時間に学生（教師役）によるデモンストレーションを行います。各グループで話し合い，チェックリストの第1～4段階の担当者名を記載してください。

技術課題と担当教師	各グループが担当するチェックリストの各段階			
注射技術課題　○月○日 皮下注射	第1段階	第2段階	第3段階	第4段階
A 教師チーム	1G の担当学生名	2G の担当学生名	3G	4G
B 教師チーム	5G	6G	7G	8G
C 教師チーム	9G	10G	11G	12G
D 教師チーム	13G	14G	15G	16G
E 教師チーム	17G	18G	19G	20G
注射技術課題　○月○日 筋肉内注射	第1段階	第2段階	第3段階	第4段階
A 教師チーム	4G	1G の担当学生名	2G の担当学生名	3G
B 教師チーム	8G	5G	6G	7G
C 教師チーム	12G	9G	10G	11G
D 教師チーム	16G	13G	14G	15G
E 教師チーム	20G	17G	18G	19G
注射技術課題　○月○日 静脈内注射	第1段階	第2段階	第3段階	第4段階
A 教師チーム	3G	4G	1G の担当学生名	2G の担当学生名
B 教師チーム	7G	8G	5G	6G
C 教師チーム	11G	12G	9G	10G
D 教師チーム	15G	16G	13G	14G
E 教師チーム	19G	20G	17G	18G
注射技術課題　○月○日 点滴静脈内注射	第1段階	第2段階	第3段階	第4段階
A 教師チーム	2G の担当学生名	3G	4G	1G の担当学生名
B 教師チーム	6G	7G	8G	5G
C 教師チーム	10G	11G	12G	9G
D 教師チーム	14G	15G	16G	13G
E 教師チーム	18G	19G	20G	17G

モ内容を分担するよう調整します。事前に担当表を作成し，どの注射技術の，どの段階を，誰が担当するのか，グループで話し合ってもらい，記載してもらいます。各注射技術課題とチェックリストの各段階の内容は難易度が多少異なるので，互いを尊重した話し合いと納得のいく決定ができるよう，ラウンド＝ロビンの技法（p27）の活用も促します。担当箇所が決定し全員の名前記載が終了したあと，演習授業を担当する教師に配付しておきます。

演習授業当日のまとめの展開

　演習計画書に基づき，演習授業の最後にまとめの時間を確保します。まとめの時間が近づいたら，教師は担当グループの近くにデモができるスペースを確保し，ワゴンの上にデモ用の必要物品を置きます。この物品は教師が演習前日に用意しておきます。まず各グループの教師役の学生4名に声をかけ，各学生のデモの順番と内容を確認します。このとき，教師役の学生から質問があれば助言するとともに，笑顔での言葉かけを行って緊張をほぐすようにしています。その後，各教師のもとに学生を集合させ，教師役の学生を中心にして周りを囲んで立ち見学してもらいます。

　ジグソー学習法によるまとめの目的と方法を学生たちと再確認します。教師役の学生のデモを見学して，気づきがあった場合は積極的に発言し，質問をするように促しておきます。チェックリストを手元に持って教師役学生の評価に活用し，修得状況を共通確認していきます。

　舟島氏は，看護技術演習における学習活動について，「学生が互いに評価し合い，練習を進行する行動は，自律的な学習態度の修得や効率的な練習に向けて効果的である。しかし，学生は看護の初学者であり，技術を評価する基準が曖昧であったり，基準に照らして適切性を解釈できなかったりして，学生と教員の評価に差が生じることもある。学生の評価活動を活用する際には，教員が，適切な評価基準や評価方法を明確に提示するとともに，学生間の評価活動の妥当性を常に把握していく必要がある」と述べています[4]。

　物事を見て何かを判断する場合，正しい知識による物差しがなければ，見れども見えずの状態になります。したがって，教師役学生のデモを見学する視点は何か，判断すべきことは何かについてチェックリストを活用していくことは，学生の評価活動の1つとして有効であると思います。学生たちは，事前学習の段階からチェックリストを活用しており，演習授業中も自己評価・他者評価に使用しているので，教師役学生のデモを評価する際も，修得すべき技術を判断するときも有効活用できるのではないかと考えています。

　次に教師役の学生には，本時の演習授業で修得した技術について説明をしながら実施してもらいます。チェックリストに示した段階ごとに進めていきますが，教師は，教師役学生の説明は十分か，説明時に知識が不足していないか，誤った知識や技術操作はないかなど，見逃さないように観察します。その際，気をつけていることは，教師が教師役学生の技術の不足や誤りに気づいた際，まずは見学している学生の反応を観察し，学生からの指摘や質問が出てくるのを待つということです。ややもすると教師は，誰より

も早く気づいて真っ先に指摘してしまいがちです。しかしそれでは，学生主導型の授業，学び合いになりません。気づいたが発言を躊躇しているような学生を見かけたときには，あえて指名する場合もありますが，学生同士が主体的に学び合えるように，学生から反応が出てくるのを見守る「間」をもつ努力をしています。

その後，チェックリストの各段階の区切りごとに，学生の発言も取り入れて必要な修正と説明を加えていきます。

事後学習

「わかること」と「できること」には大きな差があるので，見学している学生個々がわかったと認識していることが果たしてできているのか，全員の修得状況を確認することが望ましいのですが，現時点では，まとめの時間で抽出できた技術修得上での問題点に対し，その場で修正をはかり共有します。そして，CCS の教師のデモ動画を事後学習として視聴するように促します。

さらに事後学習として，各自が演習授業を振り返り，一連の技術を評価・考察し自己の課題を明確にした上で，それらを記載した演習記録を提出してもらいます。また演習記録は，提出日までにグループ内で読み合わせを行い，読んだ人にコメントを記載してもらってから提出してもらいます。これにより，チームメンバーの学びや演習記録のよい点を学ぶ機会になると期待しています。

演習記録を書くときの視点は次のように示しています。

● 看護師役としての視点

自分でうまくできたと思う点はどこか，なぜうまくできたのか，それは対象者にどのように効果的か，よりよく改善するにはどうすればよいか，うまくできなかったことは何か，その場合の要因は何か，それは対象者にどのような影響を与えるか，次回はどのようにすれば改善できるか，など看護技術の基本原則を意識して書く。

● 患者役としての視点

自分が患者役を体験して感じたこと，学んだことは何か（安全・安楽・個別性・自立・倫理的側面から），看護師役として実施するときに活かしていきたいと思った点は何か，などを意識して書く。

● 観察者役としての視点

看護師役の実践や患者役の状態をクリティカルに観察して，気づいたことを記載します。

学生の感想

事後学習の演習記録に記載されていた，教師役を体験した学生の感想を一部紹介したいと思います。

A さん

「私は自分のなかで冷静であっても，人の目に敏感になり手が震えてしまうことがあり，

安全とはいえないことがある。頭ではわかっていても，自信のなさや注目されることに慣れていないため，このような状況になってしまったと考えられる。デモの際にも人にわかりやすく説明しようと考え，ミスをしてはいけないというプレッシャーによって混乱してしまったようだ。普段，私たち学生は先生のデモや講義を聞いて学んでいるが，あらためて人に教えることの難しさを学んだ。人に教えるには広い知識をもち，よく理解していなければできないというが，今回のデモを通してその言葉通りであると実感した。今回，学習内容をよく理解しきれていなかったことや，自信をもってデモを行うべきだったと感じた。今回の経験を活かしていつでも自分が説明できるように学習し直したい」

Bさん

「私が担当した部分は，注射の実施部位を説明するというところですが，しっかり覚えていたはずなのに，いざ本番となると全然言葉が出てこなくて，何度も先生のほうを見てしまいました。自分ではしっかりと覚えていると思っていただけで，実際は覚えられていなかったのだと気づきました。次はきちんと覚えて，皆にわかりやすい説明ができたらと思いました」

Cさん

「注射の技術のデモンストレーションで感じたのは，看護師は常に自信をもって手技を行わなければならないのではないかということ。看護師が不安な表情やおどおどとした雰囲気を出せば患者にも不安が伝わり，処置に対する恐怖心を湧かせてしまう。今後は，しっかりと技術を身につけ，自信をもって行えるようにしたいと思う」

まとめの時間確保が困難な場合「シンク＝ペア＝シェア」を使ってみる

　毎回の演習授業のまとめに十分な時間を確保することは，そう容易ではない場合もあるでしょう。そのような場合，どのような工夫ができるでしょうか。読者の方も学習目標に対する修得の確認，評価をいろいろな方法で実践されていると思います。

　筆者の場合，演習のまとめのときに個々の教師から学生全体に向けてのフィードバックとしてコメントしてもらいます。教師は演習授業でいくつかのグループを担当して指導するので，そのなかで多くの指導助言を要した点や，学生に周知徹底しておく必要があると判断した内容については明確に伝えておく必要があるからです。しかし各教師のコメントを伝えるだけの十分な時間が確保できない場合は，全教師の発言内容を主担の教師がまとめてフィードバックします。しかし，このような方法だと一方向的で，いわば教師からの「言いっぱなし」で終わってしまいがちです。すると教師が熱意を込めて伝えた内容も，果たして学生にはどのように理解されたのか確認できません。とかく定番のように「わかりましたか」とか，「何か質問はありませんか」と問いかけがちですが，その反応は乏しいというのが現実です。そこで重視したいのは学生が受け身で終わってしまうような方法や，質問をする一部の学生の学習活動に留まらないような工夫をすることです。

このようなときに筆者はシンク＝ペア＝シェア（Think-Pair-Share）を用います。この技法に関してメジャーは以下のように述べています[3]。

「この技法は簡単で短時間で行えます。教師は話し合いの課題（質問や課題）を明示し，1人で考える時間を学生に与えます。その上でパートナーと話し合い，考えを共有させます。『シンク Think』という活動では，話す前に立ち止まり，よく考えることを学生に求めています。自分の考えをまとめて体系づける時間を設けています。『ペア Pair』と『シェア Share』は，自分と他者の理解を比較したり照らし合わせることを学生に勧めます。さらに，クラス全体に向けて発表する前に，まず不安の少ない場面で自分の考えを言ってみる，という機会を与えています。最初は，一人の仲間を相手に自分の意見を述べるという場面を準備することは，より大きなグループで話すという意欲と心構えを一般的に高めます」。

筆者は演習授業のまとめの時間に指導・助言したあと，5分程度の時間を確保しておきます。初めに個人思考の時間を1分間設けます。ここでは，教師からの発言内容に対する理解や疑問点を個人で確認し考えてもらいます。その後2分程度の時間を設けグループ内でペアになり，互いの理解や疑問点を1分間ずつ述べ合ってもらいます。すると学生は気づきや考えを広げる機会を得ることができ，その後に設けられた質問タイム（2分程度）に意見を出しやすくなります。5分程度の時間確保は比較的容易です。10分ほど時間がとれれば，個々の学生の思考活動をさらに高め，双方向的，トライアングル的な学び合いを促進するような授業展開が可能となるでしょう。

学生たちは演習，教師役の体験を通して自分の傾向性に目を向けるとともに，学習のあり方や看護に対する考え方を深めていきます。うまくできてもできなくても，このような学習体験が，次の体験の成功を支える力につながっていくと思います。教師が学生の学ぶ力を信じること（believe）で，学生が学修力を発揮する，同時に自身もよりよい教育方法に挑戦していく（challenge）。これがよりよい教育を生む啐啄同時に必要だと考えます。その積み重ねを大切にすれば，学生にとって看護者として人間としての底力にもなっていくと確信します。

ここでは注射の技術を例にして述べましたが，他の看護技術でもいろいろと計画できると思います。技術修得に向けた演習を実りあるものにするためにも，あらためて，まとめの時間がもつ意義を実感します。形成的評価を通して学生も教師も進歩していくことができます。

●引用文献

1) 舟島なをみ(監修)：看護学教育における授業展開―質の高い講義・演習・実習の実現に向けて. p128, 医学書院, 2013.
2) ジェイコブス, G., パワー, M., イン, L.W.(著), 伏野久美子, 木村春美(訳), 関田一彦(監訳)：先生のためのアイディアブック―協同学習の基本原則とテクニック. p82, 日本協同教育学会, 2005.
3) バークレイ, E., クロス, P., メジャー, C.(著), 安永悟(監訳)：協同学習の技法―大学教育の手引き. p85, ナカニシヤ出版, 2009.
4) 前掲1), p137

協同学習法を用いた講義

Ⅲ

III 協同学習法を用いた講義

1 | 基礎看護学「人間の健康と環境」の授業展開

集中力にスイッチを入れる授業時のウォーミングアップ

　学習目標の達成を目指し，教師と学生が互いに感応し合ってつくっていく授業は，集中力とエネルギーの要る知的活動です。とはいっても，教師は，「さあ！　授業をするぞ」と意気揚々と学生と向き合いますが，学習の主体である学生は「授業を受ける」という立場ですから，授業への構えは同様ではありません。また，1人ひとりの身体的・心理的状況も，実にさまざまです。授業に向き合う熱意，主体性には，「温度差」がつきものです。

　そこで取り入れているのが，達成したい学習目標に向かって双方が学びへの構えを整え，集中力にスイッチを入れる仕掛け（ウォーミングアップ）です。教師が教室に入って，パソコンや配付資料の準備をする数分の間を利用します。授業の進行にゆとりがある場合は，教師が学生全体の様子を観察する機会になり，それを学生への配慮や授業展開などに活かすことができます。科目の開講時などに，ウォーミングアップの方法を丁寧に説明しておけば，学生たちは習慣のように取り組めます。授業開始直前は，おしゃべりが持続していて雑然としているものです。このウォーミングアップが授業への切り替えにも役立ちます。

　筆者が行っているウォーミングアップでは，ペアや4人グループのメンバー間で「励ましの言葉」（表Ⅲ-1）をかけ合います。本学の看護学科では，「向き合い，寄り添い，慈しむ」

表Ⅲ-1　ラウンド＝ロビンで行う「挨拶＆観察＆励まし」

1. グループ（3〜4人）になり，まず自分の体調や気分を確認する。
2. 最初に話す学生を決める。学籍番号の早い順でもよいし自由に決めてもよい。
3. 最初の学生が挨拶したあと，「私の今の体調と気分など」について次の学生に伝える。
4. 次の学生は，その発言を受けて観察したこと，感じたことを言葉で表現して伝える。
　　そして，何か励ましの一言をかける。
5. 他の2人は，そのやりとりを見て自分が感じたこと，観察したことと比較する。
6. 順番に全員が3.〜5.を体験する。

ことを大切にしていますので，今からともに学び合う仲間同士からポジティブな感情を引き出し，人間関係の潤滑油になればという願いも込めています。看護は人を知ることから始まるので，人に関心を寄せ，人を観察し理解しようとする態度を自然と養っていけるよう工夫します。

　ウォーミングアップでは，次の点を意図しています。
- 人と誠実に向き合い，その人の発する言葉や態度から気持ち（主観）を理解し，寄り添える力を身につける
- 知識や直観力を用いて，相手の言葉や状況を客観的に観察する力を身につける
- 自分が観察し感じ取ったことを，適切な言葉で相手に伝え表現する力を身につける
- 励ましの言葉で人を慈しむ力を身につける

　齋藤孝氏は，教師の基本技術について「身を調え，場の雰囲気を整え，生徒の学ぶ構えとやる気を引き出していくのが基本だ。教師の身体は常に生徒に影響を与える。だからこそ生徒の前に立つときには，肩甲骨をぐるぐると回して身体と心をほぐして息を入れ替える。上機嫌で応答しやすい身体を調えて，体ごとあこがれを目指して飛ぶ矢をイメージする。そして，晴れ晴れとした表情と張りのある声で，生徒たちに語りかける。こうした身体のコンディショニングは教師としての基本技である。向上心にあふれた教師の身体の明るさこそが，教育力の根幹をなすものだ」と，述べています[1]。
　学びへの集中力と持続を促す学習準備の1つは，学生と教師が互いに心身を整えて授業をスタートすることだと実感します。

講義にまつわる問題に協同学習法でアプローチする

　看護教育には「看護師国家試験」が控えているため，教師は責任をもって教え合格に導かか「ねばならない」という思考を強めがちです。授業準備に力を注いだ分，「講義で説明し伝えた」＝「学生はすでにわかった人に変化した」と錯覚しがちです。ジョンソンらは講義にまつわる問題点について，研究結果をもとに次のように述べています（一部抜粋）[2]。

- 最初の問題
  講義が進むにつれて講話に対する注意力が落ちてくることです。
- 第2の問題
  教養ある知的な人間のみが聴講から利益を得られる，という権威的な学習を志向させることです。教育程度が高く知能も人並み以上の聴衆を除いて，一般に，講義のほんのわずかしか想起できないのです。
- 第3の問題
  事柄に関する情報に対しての低次元の学習しか喚起できない傾向があることです。講義法は情報を伝達する方法としては読書やその他の方法と（けっして優れているわけで

はなく）同程度に効果的であるが，その一方で思考を助長したり態度を変えたりする方法としては明らかに効果的ではないのです。

● 第 4 の問題

講義されている科目に対する知識のレベルが学生によって異なる場合でも，同じ情報が全員に提供されます。講義で扱われる教材はしばしば教科書の課題やプリントと同様の情報を伝達します。自分で読めばわかることをわざわざ講じるのは学生の時間の浪費です。

● 第 5 の問題

学生に講義法を好む傾向がないことです。

● 第 6 の問題

講義の前提として，すべての学生は聴講することで学び，作業記憶の容量が大きく，基礎知識を備えていて，ノートの取り方や書き方がうまく，過剰な情報処理に影響されない，という仮定があるのです。

これらの問題に協同学習はどのようにアプローチできるでしょうか。たとえば最初の注意力の問題です。入学まもない時期の学生は，大学生活に適応するため試行錯誤を重ねますが，なかでも「しんどい」と強調するのは「授業時間の長さ」です。演習授業を「動」とすると，着席して受ける講義は「静」となりがちです。一方向的な講義では聞くことに終始し，身体と思考が「静」に傾き「集中力」の低下を促進します。学生に限らず 90 分間の集中は困難です。講義中の集中力は講義が始まって 10〜15 分後に頂点に達し，その後着実に低下していくといわれています[3]。

そこでジョンソンらは，講義でその授業時間限りの短時間，一緒に学習活動を行うグループ（インフォーマル＝グループ）を用いた協同学習の活動を提案しています[4]。筆者は 15〜20 分を目安に協同学習の技法を用いた Out-Put-Time を試みています。講義で学び思考したことを他者と話し合ったり，まとめたノートを見せ合ったり説明し合ったりして，学びを分かち合う機会を設けることで，学習目標に対する学生間，教師と学生間というトライアングルの関係で学びの確認，知の交流が生まれるからです。

Out-Put-Time は食事のときの「箸休め」や「分割摂取」の効果を発揮してくれると考えています。箸休めによるお口直しは，続いて出される料理への関心と食欲が促されるものです。学習目標ごとに学びを分割摂取し，箸休めで学びの確認と気分転換をはかり集中力を高めます。そのときは協同学習の技法として「シンク＝ペア＝シェア（Think-Pair-Share）」「ラウンド＝ロビン（Round-Robin）」「ノート＝テーキング＝ペア（Note-Taking-Pair）」が用いやすく効果的です。その際，技法の前に必ず個人思考の時間を 1〜3 分程度設けます。各自が自分の考えをもつことで，短時間のディスカッションであっても，学び合いを深めることができるからです。筆者はそれらの技法を，学習目標の授業内容のひと区切りごとや学習課題を説明したあと，授業のまとめの時間などに用いています。学生個々が学習内容への理解を振り返り，次いで他のメンバーと対話することで，理解を再確認し疑問点を共有できます。すると，1 人だと勇気が要る質問への挙手を積極的に

後押ししてくれます。学生から質問を受けることは，教師自身が教授法の不足点などに気づかされるため，協同学習法による Out-Put-Time は教師にとっても有益です。

協同学習法による基礎看護学「人間の健康と環境」の授業

　筆者は，1年生前期の基礎看護援助論Ⅰの単元「人間の健康と環境」の中で，次の5点を学習目標として設定しています。
①健康な生活に果たす環境の意義，入院による環境の変化について理解する⇒（講義）
②病室環境に必要な構成要素（条件）について理解する⇒（事前学習課題：ジグソー学習法）
③入院施設（病院・病棟）の環境，病棟の構造・設備について理解する⇒（講義）
④病床の種類を知り，対象者の安全と安楽を保つベッド環境について理解する⇒（演習）
　演習1）ベッドに臥床し入院患者の疑似体験をすることで，看護師の役割を考察する
　演習2）環境測定を行う（室温，湿度，照度，風速，臭気，音）
⑤基本ベッドの作成ができる⇒（演習）

　90分2コマで学習目標①〜④までを講義と演習の組み合わせで展開します。学習目標⑤は別の日に90分2コマで展開します。また，臥床患者のリネン交換に関する講義と演習（2コマ）は，体位変換やバイタルサイン測定の履修後に計画しています。
　学生の学習段階と学習内容によっては，教師が説明して教えるよりも事前学習課題として提示し学生同士の学び合いを設定するほうが，さまざまなプラスアルファの学びを期待できます。そこで，学習目標②については事前学習課題を4項目設定し，ジグソー学習法を用いた授業展開をしています。健康な生活に必要な環境条件は，すでに日常生活のなかで体験的に理解している項目なので，初学者であってもその体験的理解に基づき，病室環境に必要な構成要素（条件）を，テキストを活用して自己学習すれば，十分理解を深められる内容と判断し，設定しています。90分2コマのなかで，ジグソー学習法の展開に使う時間は約50分です。
　次に講義と事前学習課題の学び合いで得た知識をもとに，引き続き演習を行います。互いに患者役になってベッドに臥床や座位になり，体格に合ったベッドのサイズや柵の有無によって感じる安全と安心，看護師の身長に合ったケア時のベッドの高さ，コミュニケーション時の看護師の立ち位置などを体験し，看護師の役割を考察します。また測定器具を用いて環境項目（気温・湿度・風速・照度・音・臭い）の測定を行い，基準となっている数値と現実との差異を通して望ましい環境について体験的に学び考察します。演習の最後に約15分間を確保し，事前学習課題4項目について教師が作成した資料をもとに，講義と演習のまとめに約10分程度使います。その後，「人間の健康と環境」の学習目標①〜④に関する知識を確認するために，5分間のミニテストを実施します。

事前学習課題に取り組むまでの段階

■事前学習課題の学習目標とグループ編成，課題項目と評価

　講義日の2週間前を目安に，事前学習課題の学習目標と課題項目，学習方法，ジグソー学習法の目的・方法，資料作成と提出の方法について，資料を配付して説明します。事前学習課題の学習目標は次の2点です。

①健康な生活に必要な環境条件を理解した上で，療養生活を過ごす患者にとって望ましい環境と必要な援助を考える
②『看護覚え書』におけるナイチンゲールの主張と事前学習課題の項目を関連させて読み，心に残った部分を抽出して感想を述べ，望ましい環境について考えを深めることができる

　同時に筆者が作成した4人グループ（フォーマル＝グループ）の編成表も配付します。このときのグループ編成は，学籍番号の組み合わせを工夫して作成しています。入学して1か月程度の時期なので，誰と一緒のグループになっても新鮮な気持ちで向き合えそうです。
　グループで話し合い，事前学習課題のAからDの4課題の担当を決定し報告してもらいます。事前学習課題は学習への個人の責任を明確にし，なおかつ担当した事前学習課題をグループ内で発表し合うことで，学習目標を相互依存関係のなかで互恵的に学べるものとします。
　以下は，「　」のなかが環境についての事前学習課題を示し，（　）のなかが『看護覚え書』のなかの項目を示しています。『看護覚え書』は，担当した該当項目が記されたページを読んでおくよう指示します。

- A課題：「気候」（換気と保温）
- B課題：「採光と照明」と「色彩」（陽光）（変化）
- C課題：「音」（物音）
- D課題：「臭気」（部屋と壁の清潔）

　事前学習課題の評価内容は次の①～③とし，10点満点で評価します。①作成した資料を期限内に提出する。②授業に出席し作成資料をグループメンバーに配付し発表する。③質疑応答・ディスカッションをする。さらに，10点満点のミニテストも行います。
　これらの点数は基礎看護援助論Ⅰの定期試験の点数（ミニテスト・レポート点）に含めます。基礎看護援助論Ⅰの100点評価の構成は，ミニテスト・レポート点10点（15回の授業のなかで実施した回数の成果点を合計し10点に換算する），実技点30点（事例設定による実技試験），筆記試験60点としています。

事前学習課題に個人として取り組む段階

■学習方法と資料作成

　担当した事前学習課題について，まず個人学習をして資料を作成してもらいます。通常のジグソー学習法だと，グループ編成に基づいて，同じ学習課題を担った学生同士（専門家チーム）が集まり学び合う，カウンターパート・セッションをスタートさせます。そして，学習の成果として共通の資料を作成したりして，それを自分のグループに持ち帰り，ジグソー・セッションのなかで，それぞれの学生（専門家）が担当した学習課題について発表し教え合うという方法をとります。筆者の場合，本科目ではこのジグソー学習法を少し変化させて用いています。その理由は，1年生前期の入学まもない時期のため，学生個々の学習力が把握できていません。高校までの学習状況が個々の資料作成や発表に反映されます。そのため，まず事前学習課題への個人の責任を自覚した学習行動と学習成果の個別性を把握すること，そしてその個別性から互恵的に学び合うことを重視した展開にしています。

　学習方法と資料作成の留意点は，次の4点です。

①担当した課題項目について，教科書をもとに学習し，知っておくべき内容や具体的な基準となる数値を記載する。図・表・絵などを取り入れて作成し，重要な部分を強調できるよう，ペンの色など工夫して作成する

②担当した『看護覚え書』の項目におけるナイチンゲールの主張と環境の課題項目を関連させて読み，心に残った部分を抽出し，その内容，感想，望ましい環境について考えたことを資料に記載する

③担当した課題項目に対する援助内容をまとめる。患者が望ましい環境で生活できるために必要な援助について調べ，自分のアイデアも記載する
（例：C課題の場合：安全で安心・安楽な入院生活を過ごせるために不必要な音を発生させないようにするにはどうすればよいか，生じる音にどう対処するか，調べたこと考えたことを記載する）

④担当した課題項目の上記①〜③について学習し，A3判用紙にまとめる。A3判用紙の左上に，(1)グループ番号，(2)学籍番号，(3)名前，(4)担当課題名を記載する。資料はコピーして授業前日に教師に1枚提出し，当日はグループメンバーの分を持参する。配付資料は，学習効果を高めるものとなるようカラーコピーの必要性は各自が判断する

カウンターパート・セッションとジグソー・セッションの段階

　授業当日は，まずジグソーグループごとに指定された座席に着席してもらい，学習目標①について講義をします。講義のあとに，カウンターパート・セッションの時間を設けます。同じ学習課題を担った学生同士（専門家チーム）による学び合いを行い，その後に，自分たちのグループに戻り，ジグソー・セッションとして，各自が担当した学習課題を発表し合います。A〜Dの学習課題別に，学生が着席する場所（机）を4区画に分けて指定し移動を指示します。移動の指示をする際は「皆さん，今から30秒で移動できますか」

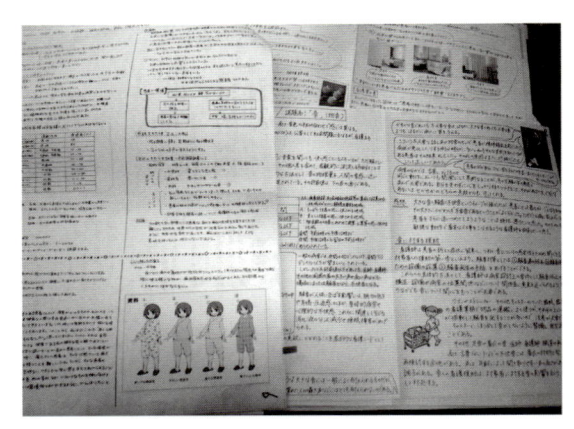

図Ⅲ-1　学生の作成資料例
学生が趣向を凝らして作成した資料

と声かけします。すると，指定の区画場所への移動がテキパキと見事に終了します。そのときの座席は自由とし，専門家チームの学生同士で4人ずつ着席してもらいます。3名や5名といった奇数の人数になるグループができても構いません。次にタイマーを10分間で設定します。OHCを利用しタイマーを，教室前方のスクリーンに映して時間管理します（p52参照）。カウンターパート・セッションでは個人で学習し作成した資料を見せ合い，資料内容について説明したり質問し合います。同じ学習課題でも作成した資料は，4人4色さまざまです。自分のジグソーグループで発表する直前の時間ではありますが，この時間に学び合えるものは大きいようです。お互いの資料を見て熱心にメモをとったり，助言し合ったりする様子が見てとれます。

　次に，ジグソーグループの座席に移動して着席します。着席状況を確認したあと，ジグソー・セッションをスタートさせます。ジグソーグループに欠席の学生がいた場合は，その学習課題項目の発表時だけ他のグループに個々で自由に移動してもらいます。その際，資料は隣の学生に見せてもらい，後日に欠席学生から配付してもらうように指示します。

　1人の発表時間を10分で設定します。A課題の担当学生から発表を行い，発表内容や作成した資料についての質疑応答や感想も述べ合います。

教師の関わり

　授業前日に提出された資料に目を通しておきます（図Ⅲ-1は学生の作成資料例）。工夫された資料をピックアップしておき，当日クラス全体に紹介します。教師は，課題項目ごとに時間管理を行いながら，すべてのグループの発表状況を観察して回ります。このときの教師の立ち位置は学生たちの集中力を阻害しないために机に近づきすぎないようにします。プレゼンテーションのよい例，改善したほうがよい例があれば，A課題発表後にアドバイスし，B課題からの改善状況を観察します。

　他の教師が授業を参観している場合は，発表を見て回ることを促しますが，10分間は学生の学び合いの時間なので，あくまでも観察だけにしてもらい，口出しなどの介入を控えてもらうよう伝えておきます。ジグソー・セッション後の全体質問で教師が回答す

る必要がある内容については説明します。全員の発表終了後，課題項目に関する教師の作成資料を配付します。これはこの後の演習にも活用し，知識の再確認を促します。

発表時は，まさに全員が主役です。その様子には協同学習の，対面しての活発な相互交流，参加の平等性，活動の同時性が成立しており，人の学びに「ただ乗り」する学生は生まれません。全員が学習への個人の責任を果たし，相互依存関係のなかで互恵的に学び合うことができます。学生の感想をいくつか挙げます。

- 人に説明していて，自分の調べた内容が前より理解が深まりよかった
- みんなの説明がわかりやすかった。自分はうまくできたかわからないけど。知識を共有できることが何だか楽しかった
- 先生の話を一方的に聞くよりも，わかりやすく覚えやすいと思った
- 他の人が調べたことを聞くと，まとめ方にその人の特徴が出ていておもしろかった。これからの資料作成に参考にしたい
- 説明することにいっぱいいっぱいになり読むだけになってしまった。次からはみんなからの反応にも注意したいと思った
- みんなもがんばっているので，自分もがんばろうと思います

学生の学習活動を設計するレクチャーシートの作成

筆者は授業設計する際，講義の導入，展開，まとめを軸に，授業のねらい，授業内容のポイント，時間配分，学生の学習活動（協同学習の展開方法）を図として可視化し，時間管理できるレクチャーシートを作成しています（図Ⅲ-2）。授業後に自己評価し改善点

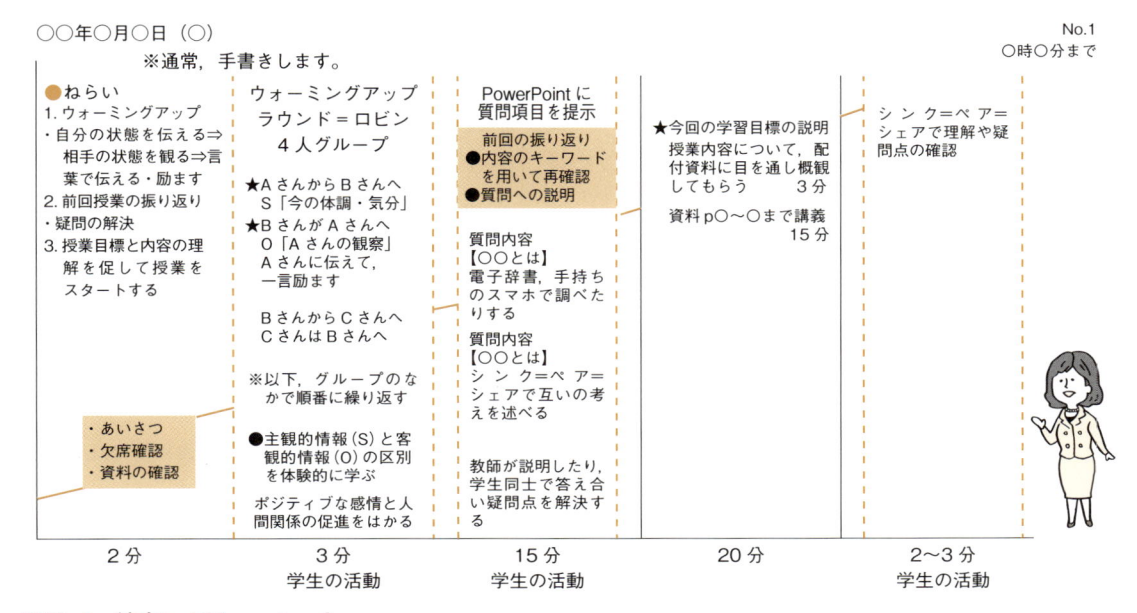

図Ⅲ-2 緒方レクチャーシート

を見出すにも有効です。授業時間や授業内容によって異なりますが，A4判用紙を4〜6枚使用します。1枚に書く内容と時間に決まりはなく自由です。学生の学習活動を綿密に設計したい場合，10分間の展開を1枚の用紙に書くこともあります。1つひとつのねらいを達成するために，その展開を具体的に書くことがポイントです。学生の学習活動部分は赤の点線で区切ってわかりやすくします。紹介したいエピソード，講義の留意点などペンの色を変えて書き込み，忘れないように見やすくします。実際は鉛筆とペンを混合した手書きなので追加記入が容易です。

　このシートを書くことで授業全体が概観できるので，「講義時間が長すぎて集中力低下を招きそう」とか，「ここは講義よりも学生の学習活動を設定して理解を促すことも可能だ」など，教育目標に適した教育内容と順序性，協同学習の技法の適切な選択・用い方，時間配分などをじっくり検討できます。また3分，5分といった短い時間だからこそ何をどのように展開するか，そのためにどのように話せばよいかなど，時間の質を検討できるようになります。授業の時間配分はとても重要です。授業の開始・終了時間を守らないと学生の不満を誘います。かといって，電車の時刻表のようにはいかないので，ゆとりをもって時間配分することを心がけます。授業の最中にたとえ話がひらめきつい話してしまい（学生にはわかりやすかったと褒めてもらえても…），時間配分が狂いやすい筆者のような者にはとても役立ちます。

授業資料のちょっとした工夫と期待

　学生が好む授業資料は，授業内容のポイントが穴埋め形式で明確になっており，教師が示す解答を記載し試験勉強の即戦力になるようなもののようです。看護師国家試験を考えると，修得すべき具体的な数値や用語などは穴埋め方式を利用した学習も有効ですが，そればかりだと高校の暗記型勉強の延長です。看護では「なぜ」という根拠を理解していくことが知識の定着を高め，対象の個別性に対応する判断力や応用力，問題解決能力の形成につながります。

　筆者は，聴く力，考える力，調べる力の向上を期待し，授業資料を図Ⅲ-3のようなレイアウトにしています。研修会などで経験することですが，配付された資料と自分のノートが別々だと，あとで見直したときに内容のつながりが不明確になり活用度が低下します。筆者の授業資料では，右側にメモできるスペースを設けることで，教師が作成した資料と学生が書くノートの一元化をはかっています。このMEMO欄にキーワードだけでも書いておけば，後々再考するきっかけになり，将来の研究テーマに結びつく可能性も無きにしも非ずです。

　記号◇は，役立つかもしれないと思うことをメモしておく欄です。教師や学習仲間などの語りから聴きとる力，書き留める習慣を期待するものです。記号♥は，自分の考えをメモしておく欄です。受け身ではなく常に自問することを期待するものです。記号△は，あとで自分で調べる内容をメモしておく欄です。わからないことは受け流さず調べて学習する習慣を期待するものです。授業中の「わからないこと」を調べる習慣を積み重ねて

看護学科

○○年度　基礎看護学　基礎看護援助論Ⅲ

「看護過程」（1回目）　　　　　　　　　　　担当：緒方　巧

学習目標　「人間が生きること」「看護」「看護過程とは」を再考する

↑　本単元に設定した学習目標を記載する

↓　学習目標に沿って，資料として提示する内容を記載する

1. グループメンバーとウォーミングアップ（ラウンド＝ロビンで行う挨拶＆観察＆励まし）
2. 学習目標と授業の履修に必要な事項，評価について理解する
   * 授業14回の計画表　　● グループ編成表　　● 評価表（評価基準）
3. 看護過程に使用する記録用紙の「記録様式」について理解する
   * 病態生理，NANDA-Iの13領域のアセスメント，関連図，看護計画の立案の記録用紙配付と確認
4. 基礎看護学実習Ⅱにおける看護過程の展開について理解する
   * 2週間の実習における看護過程の進め方（計画表）
5. 人の成長・発達と発達課題，健康障がいが人の生き方にもたらす影響について考える
6. 看護過程とは何か，構成要素，看護過程の意義について理解できる
7. 看護過程に用いる看護理論の活用，対象をとらえる情報収集の枠組みについて理解する

1～4について，説明を受けて理解する。

5. 人の成長・発達と発達課題，健康障がいが人の生き方にもたらす影響について考える

* 成長（growth）とは
* 発達（development）とは

1）発達と発達課題について

※発達課題（developmental task）

人が発達段階のそれぞれにおいて，取り組むべき課題

* ジークムント・フロイト（1856-1939）
* エリク・ホーンブルガー・エリクソン（1902-1994）
* ロバート・ジェームス・ハヴィガースト（1900-1991）

2）健康と健康障がい

（1）健康の概念

生活する地域，文化，時代，年齢などに影響される

* 主観的な健康　　● 客観的な健康
* 健康観　　　　　● 健康の定義
  世界保健機関（WHO）による健康の定義

（2）健康障がいとは，どういう状態をいうのか

* 病気とは　　　● 疾病とは
* 疾患とは　　　● 健康障がいの段階とは

3）健康障がいが生じたときの，ゴールのとらえ方

* ゴールといっても，いろいろある
  医師が決定するゴール／患者さんが選択・決定するゴール／
  家族が目指す（選択・決定する）ゴール／看護が目指すゴール
  ／他の医療チームが目指すゴール
* 医療の限界は，果たして生命の限界か？

MEMO

記号に分類してノートをとろう。

◇授業を聴き書いておくこと

♥授業を受けて考えたこと

△あとで調べようと思うこと

図Ⅲ-3　授業資料とノートの一元化記入例

いけば，看護に関する学力だけでなく，人間力（教養）につながると期待しています。学生の活用状況を観察しつつ，授業資料をよりよく進化させていきたいと思います。

●引用文献

1) 齋藤孝：教育力. pp211-212, 岩波書店, 2008.
2) ジョンソン, D. W., ジョンソン, R. T., スミス, K. A.(著), 関田一彦(監訳)：学生参加型の大学授業—協同学習への実践ガイド. pp118-120, 玉川大学出版部, 2001.
3) 前掲2), p118
4) 前掲2), p122

Ⅲ 協同学習法を用いた講義

2 看護過程の授業展開

協同学習を用いた看護過程の授業

　看護過程は問題解決の思考過程であり，アセスメントから評価までの5段階のなかで，看護の対象者の状況（情報）について知識を活用し関連させながら，「思考し分析する力」「判断する力」，さらに思考し分析・判断したプロセスを「口頭での説明や記述によって表現する力」が求められます。特に，アセスメントの段階は，対象者が示している1つの現象・データのもつ意味を適切に解釈し分析するために，今まで学習し積み重ねてきた知識の活用が鍵となります。そして，どのように思考（分析）し，どのように判断したのか，その根拠・プロセスを説明するのですが，その説明では，相手に理解してもらえるような言葉の表現力が必要になります。そのため学生が最も時間を要し悪戦苦闘する段階だと思います。

　今までの「身体的な動」を伴って学習してきた基礎看護技術の学習方法とは異なり，「知識を使って思考すること」が軸となるため，集中力や粘り強い取り組みが求められます。往々にして「看護過程は難しい」と敬遠されがちですが，粘り強く取り組めば，本当はとても楽しい知的探求です。あやふやだった知識も蘇り確実に修得する機会であり，何よりも対象者に必要な看護とその意味がわかるのです。

　しかし，1人では容易にへこたれてしまいます。そのためまずは1人で取り組み，自分では解決できない疑問点などを明確にします。次にそれらを持ち寄って共有し，グループメンバーと協同して取り組むことで，学習へのモチベーションを引き出したり維持できるような学び方を用意します。

　看護過程の履修時期や授業時間数は，各校のカリキュラムによって多少違いがあると思いますが，本学ではまず，1年生前期の基礎看護援助論Ⅰ（2単位）のなかで，単元「看護のプロセス」として講義を行います。これから学ぶ看護技術の1つひとつが単なる技術修得に陥らないように，技術の順序性や根拠を，看護の対象者の個別性（事例設定）に対して，なぜそうするのかを意識した援助技術として修得していけるように促します。次

に2年生前期の基礎看護援助論III（2単位）で，前半に，食事と排泄の援助技術とフィジカルアセスメントについて，180分（2コマ）/週を8週かけて講義・演習を行います。その後に，ペーパーでの事例を用いた「看護過程の展開」を90分（1コマ）14回で講義・演習を行います。1回あたりの授業は，180分（2コマ）/週で7週連続となります。

本学では2年生前期で看護過程を履修したあと，そのまま8月末から開始する基礎看護学実習II（2週間）の臨地実習に臨みます。学生たちは実習施設で実際に受け持ち対象者を担当し，看護過程に基づく看護の実践を体験します。そのため，学生たちがペーパー上の事例をもとに看護過程の目的と方法について理解できるように，工夫を凝らし授業に取り組まねばなりません。学生たちにとっても180分授業で思考を集中・維持するのは至難の業です。そこで筆者は，講義内容をもとに事前学習課題を提示して取り組んでもらい，それを持ち寄って学び合う授業，つまりアクティブに思考し他の学生の思考に多く触れて学び合う授業を実現するために，協同学習を用いて授業を構造化しています。事前学習した成果を持ち寄って学習するので，学習への個人の責任が明確です。個々が責任を果たした上で学び合う場は互恵的な相互依存関係をつくりだします。自分の学習成果が他者の学びに役立ち，他者の学習成果から自分も学びを得ることができます。結果，居眠りをしたり授業に関係のない私語をしたりするような状況は生まれにくい授業になっています。時には学習した課題を自宅に忘れてくる学生もいますが，互恵的な関係においては，自分が責任を果たさなかった場合の結末を体験することは，チームナーシングを学ぶ上で意味をもちます。

しかしながら，個別性のある学生を全員揃って学習目標に到達させることは容易ではありません。そこで，頼りにしたいのが教師との協同です。筆者の授業に入る基礎看護学分野の教師たちに4人編成のグループを4つずつ担当してもらい，グループ学習の際は，学生たちの求めに応じて適宜指導してもらいます。筆者の毎回の授業を参加観察し，学生をサポートしてくれる教師との協同した授業，そしてその授業展開に対するクリティカルな意見は，次の授業改善につながります。

授業を充実させるための苦労とやりがい

授業を充実させるための教育方法にチャレンジするとき，その取り組みには苦労とやりがいが伴うものです。1つ目は，年度ごとに異なるクラス集団に対応した授業展開です。看護過程で教授すべき内容の軸自体は大きく異なりませんが，看護過程の構成要素のステップを踏みながら教授していく際，学習成果の変数となるのが，各年度の学生の個別性・クラス集団の特徴です。あらかじめ14コマの授業資料を作成しておいても，実際には，授業ごとの学生の反応・授業感想などをもとに，次回の授業内容の順序，再度強調すべきポイント，協同学習の用い方などを検討し授業展開を練り直します。授業資料の追加や修正も必要になるので，準備に向けて直前まで忙しくなりますが，学生の反応を予想するとワクワクし，また授業への反応がやりがいにつながります。

2つ目は，単純な言い方ですが教え方です。学生がどのように能動的に学べるか，を考えた教え方です。筆者は看護過程の授業を担当するようになって10年あまりが経ちます。

毎年度，実感するのは，ペーパーに記載された事例をもとに，問題解決思考という「思考すること」を理解させることの難しさです。問題解決思考の過程では，学生が「考える」ということにどれだけ意欲や粘り強さをもって取り組めるかが軸となり頼りです。学生の「わかった」という実感をどのようにつくっていけるか，そのために「何をどのように教えるか」教師の力量が関わっているので，教育成果を生み出すには相応の苦労が伴います。

学生の思考を活発化させる教育方法を検討するために，協同学習法を用いた授業の構造化に時間をかけて思考すること，授業で学生の反応を感じとること，それを受けて次の授業設計に取り組むこと，難しいですが，ここに教師も粘り強く丁寧に取り組んでこそ授業のやりがいが生まれると実感します。

考えることの困難を乗り越えての学びへ

黒田裕子氏は著書のなかで，学生に次のようなメッセージを述べています。「あなたが『頭をかかえて考えるという知的作業』をどれくらいするかが勝負なのです」と[1]。また，菱沼典子氏は，大学における看護学の教育の考え方について4点述べ，そのなかの3点目では，「考える土台になる基礎知識は教えなければならないが，知識をつなげて解釈できる力をつけるのが，大学で学ぶ意味である」と述べています[2]。

筆者の授業では，これらのメッセージを学生に語り伝えることで，まず自分で考えることの大切さと意味づけをはかっています。学生たちは，家庭や学校などで大人と関わり育ってきました。その関わりにおいて，とかく大人は「本人に考えさせる」「本人が考えてみる」前に，答えや指示を示すことが多かったのではないでしょうか。学生は，自分の考えに自信がないのか，指示を受けて行動することに安心感を得たいのか，なぜか答えや指示だけを求めるような問いをしがちです。学生が問いかけてきたとき，筆者はその背景や理由を注意深く受け止め，学生の考えはどうなのか，なぜそのように考えるのかを述べられるように，聴き方や問い返しに留意しています。「何のため」に考えるのか，なぜ考えられるようにならなくてはいけないのか，考えたことをどのように表現して他者に伝えるのか，このことを意識化・習慣化していってこそ，考えることの困難を乗り越え，考える楽しさを実感できるということを伝えています。机上で仲間と学んだ看護過程は臨地実習につながります。したがって，学生が看護の対象者のために，既習知識に基づいて考え抜いた看護を提供し，その成果を対象者と共有できる喜びとやりがいを実感できるよう，その「考える」体験を授業でつくらなくてはなりません。

授業計画と評価

筆者の授業計画を表Ⅲ-2に示します。●印の付いた項目は，学生のグループ学習活動の内容を示し，□印の項目は，教師の講義による説明内容を示しています。事前学習課題は，毎回の授業後に提示します。そのため授業開始時には，グループごとに出欠および事前学習課題の取り組み状況を確認し，グループの担当教員に報告してもらいます。事前学習課題に基づくグループ学習は協同学習の技法を用いて展開し，実施時に方法を

表Ⅲ-2　「看護過程」の授業計画

○○年度　基礎看護援助論Ⅲ　「看護過程」授業計画					担当：緒方　巧
教室：演習室			主な内容　●学生の活動　□講義	次回までの課題	MEMO
月日	時間	授業形態			
1～2回 ○/○ ○○教室	○・○ 限	講義 演習	**看護過程とは** ●グループメンバー編成表　自己紹介 □学習目標と授業の進め方，評価について ●グループの学習ルールと役割決定 ●健康障がい，ゴールへの看護のとらえ方 □看護過程の構成要素 □基礎看護学実習Ⅱにおける看護過程の展開のスケジュール □看護過程とは　問題解決思考と看護過程　看護過程の意義　看護過程の構成要素	【次回までの事前学習課題】 ①看護過程用ファイル記録用紙にインデックスをつけておく ②領域2「栄養」，領域3「排泄と交換」，領域4「活動/休息」，領域7「役割関係」について情報収集の項目を付箋に書いてくる。 （個人の付箋カラーを決めて書く）	● 遅刻・欠席の有無 ● 授業への取り組み ● グループ学習への取り組み ★ 協同学習の技法 ● ノート=テーキング=ペア ● シンク=ペア=シェア ● ラウンド=ロビン ● 特派員
3～4回 ○/○ ○○教室	○・○ 限	講義 演習	**看護過程の構成要素（1）** **アセスメント（情報収集と分析）** ●アセスメントについて復習する。 【事前学習課題のグループ学習】 ●「栄養」「排泄」の主観的情報の項目　主観的情報と客観的情報に分類する。 □NANDA-I分類法Ⅱアセスメントガイドを用いて13領域の情報収集の視点の理解 □情報収集のCueの特定・推論 □クリティカルシンキング □事例の提示	【次回までの事前学習課題】 事例の ①情報の分類と整理（記録様式2） ②病態生理（記録様式3）	● 遅刻・欠席の有無 ● 事前学習課題の持参 ● 授業への取り組み ● グループ学習への取り組み ★ 協同学習の技法 ● ノート=テーキング=ペア ● シンク=ペア=シェア ● ラウンド=ロビン ● 特派員
5～6回 ○/○ ○○教室	○・○ 限	講義 演習	**看護過程の構成要素（1）** **アセスメント（情報収集と分析）** 【事前学習課題のグループ学習】 ●記録様式3⇒事例の病態生理 ●記録様式2⇒13領域の情報分類 ●グループ内でCueの特定と確認 □情報の意味・解釈について	【次回までの事前学習課題】 ①情報の意味・解釈（記録様式2） 事例をNANDA分類法Ⅱ13領域の情報をもとに行う	● 遅刻・欠席の有無 ● 事前学習課題の持参 ● 授業への取り組み ● グループ学習への取り組み ★ 協同学習の技法 ● ノート=テーキング=ペア ● シンク=ペア=シェア ● ラウンド=ロビン ● 特派員
7～8回 ○/○ ○○教室	○・○ 限	講義 演習	【事前学習課題のグループ学習】 ●13領域の情報の意味・解釈 ＊領域ごとに問題状況を記載する。 レーダーチャートの記載 □関連図とは □関連図の種類，利点，書き方 ●関連図の書き方の理解 **看護過程の構成要素（2）** **看護診断（看護問題の明確化）**	【次回までの事前学習課題】 ①関連図の作成（記録様式4）	● 遅刻・欠席の有無 ● 事前学習課題の持参 ● 授業への取り組み ● グループ学習への取り組み ★ 協同学習の技法 ● ノート=テーキング=ペア ● シンク=ペア=シェア

（つづく）

表Ⅲ-2 「看護過程」の授業計画（つづき）

教室：演習室			主な内容　●学生の活動　□講義	次回までの課題	MEMO
月日	時間	授業形態			
9〜10回 ○/○ ○○教室	○・○限	講義演習	**看護過程の構成要素（2）** □看護診断の歴史と意義，目的と意義 □看護問題の優先順位の判断 □看護診断の種類 【事前学習課題のグループ学習】 ●関連図の整理・看護問題の抽出 □看護診断の決定 □看護診断の記述方法	【次回までの事前学習課題】 ①関連図の修正・看護診断名（記録様式4）	• 遅刻・欠席の有無 • 事前学習課題の持参 • 授業への取り組み • グループ学習への取り組み ★協同学習の技法 • ノート＝テーキング＝ペア • シンク＝ペア＝シェア • ラウンド＝ロビン ★緒方の「お散歩自由参観」
11〜12回 ○/○ ○○教室	○・○限	講義演習	【事前学習課題のグループ学習】 ●関連図と看護診断の確認 **看護過程構成要素（3）** **看護計画の立案** □看護計画とは □看護計画の初期計画と継続計画 □期待される成果の明確化 □看護計画の3つの側面	【次回までの事前学習課題】 ①看護計画の立案（記録様式5）	• 遅刻・欠席の有無 • 事前学習課題の持参 • 授業への取り組み • グループ学習への取り組み ★協同学習の技法 • ノート＝テーキング＝ペア • シンク＝ペア＝シェア ★緒方の「お散歩自由参観」
13〜14回 ○/○ ○○教室	○・○限	講義演習	【事前学習課題のグループ学習】 ●看護計画の立案 **看護過程の構成要素（4）** **看護の実施** □看護の実施上の留意点 □看護の基本的原則に基づく実践 □記録と報告 **看護過程の構成要素（5）** **評価** □評価の視点とプロセス □評価に影響を及ぼす変数	【最終ファイルの提出】 ○月○日（○）○時 ⇒○○へ提出 • 提出時の記録物の綴じ方 ①綴じ方⇒評価表を1番上 ②記録様式2〜5の順に綴じる ＊指示された記録用紙以外は綴じないこと	• 遅刻・欠席の有無 • 事前学習課題の持参 • 授業への取り組み • グループ学習への取り組み ★協同学習の技法 • ノート＝テーキング＝ペア • 雪玉ころがし • 特派員

学籍番号：＿＿＿＿＿　名前：＿＿＿＿＿

丁寧に説明します。

　授業計画には主な学習内容を記載し，具体的な内容は授業の配付資料に載せます。授業資料は7回で42ページ程度で，1回分は平均6ページの量です。追加資料や事例の看護過程展開の回答例なども配付していくので，資料だけでファイル1冊分にまとまります。看護過程の演習に用いる記録用紙の様式は，授業の約1か月後に開講する，基礎看護学実習Ⅱの臨地実習と連動させるために同じものを用いています。事例に基づいて看護過程を展開した記録用紙は，別のファイルに綴じて提出してもらい評価対象とします。

表Ⅲ-3 「看護過程」の演習評価表

〇〇年度　基礎看護援助論Ⅲ「看護過程」演習　評価表					
		学籍番号：　　　　　　　名前：			
No	評価項目	評価内容	学生評価	教員評価	Memo
1	学習への適切な準備	ファイルに，学籍番号と名前を記載している。			
		インデックスを，記録用紙にもれなく貼っている。			
		適切なインデックスを貼っている。			
2	記録様式2 情報収集と情報のもつ意味・解釈	13領域の情報を，全て記載している。			
		気がかりな情報（Cue）に，下線を引いている。			
		情報が持つ意味を解釈し，記載している。			
3	記録様式3 一般的な病態生理と受け持ち患者の病態生理	病態生理を，系統的にもれなく記載している。			
		病態生理に，解剖図を記載している。			
		対象の，病態に関する情報を記載している。			
4	記録様式4 関連図	記号を正しく用い，関連図の基本的な書き方をしている。			
		看護問題に必要な情報を記載し関連させている。			
		看護問題に，優先順位を記載している。（例⇒#1）			
5	記録様式5 看護計画の立案	看護問題を，正しく記載している。			
		評価日を記載している。			
		計画の書き方が適切で，立案内容は具体的である。			
6	授業への取り組み	遅刻・欠席せずに，学習に取り組んだ。			
		事前学習課題を毎回持参し，グループ学習に参加した。			
7	記録物の修正と追加	青ペンを使用して修正・追加している。			
8	記録物の提出	期限を守って，提出した。			
		提出に必要な記録用紙のみ，正しい順序で綴じている。			
		合計点	/100点	/100点	
	※10点に換算する。合計点÷10＝最終評価点数		/10点	/10点	

◆評価基準
　十分できている（5点）／できているが十分ではない（3点）／
　かなりできていない（1点）／全くできていない（0点）
◆提出時の留意点
　記録用紙の綴じ順
　⇒1番上から順に，①評価表　②記録様式2
　　③記録様式3　④記録様式4　⑤記録様式5

◆実習までに，解決し準備しておく自己課題
　（学習内容）

　　看護過程の演習評価表を表Ⅲ-3に示します。評価内容は，学習への適切な準備，看護過程のステップごとの学習成果，授業への取り組み，記録物の修正と追加，記録物の提出で構成しています。評価は4段階評価とし，合計点数を最終的に10点満点に換算します。基礎看護援助論Ⅲの科目評価は，看護過程の演習を10点，フィジカルアセスメントの演習を10点，授業期間中に実施するミニテストを10点，定期試験時の筆記試験を70点とし，合計100点満点の構成です。

看護過程に用いる情報収集の枠組み

　看護の対象をとらえる視点にはさまざまな枠組みがありますが，生活を営みながら生きている1人の人間が健康障がいになった場合の援助に必要な視点を偏りなくとらえられる必要があると思います。看護過程のアセスメントの枠組みには看護理論が用いられることが多く，看護学分野の専門性や教師によって用いる理論が異なります。筆者はヴァージニア・ヘンダーソンの『看護の基本となるもの』14項目を用いていましたが，その後，NANDA-Iの看護診断を用いるようになったことで，NANDA-I分類法Ⅱによる13領域をアセスメントの枠組みとして使用するようになりました。マージョリー・ゴードンの11の機能的健康パターンをベースにしたNANDA-Iの13領域の枠組みは，対象者の身体面，心理面，生活面，社会面など人を全体的にとらえることのできる枠組みだと判断し用いています。

授業の進め方

学習目標到達に向けての理解と意欲を喚起：シンク＝ペア＝シェア

　看護過程の開講初日は，授業計画の資料に基づいて授業の概要を説明します。授業の内容と事前学習課題，評価の方法を説明したあと，引き続き履修する基礎看護学実習Ⅱ（2週間）における看護過程展開のスケジュールを説明し，学習目標の到達に向けて理解と意欲を喚起します。特に，臨地実習時の2週間の看護過程の進め方については，臨場感をもって理解できるように具体例を挙げて説明します。7週間かけて学ぶ看護過程の学習内容を，実習時は2週間で仕上げていくことになるので，授業での理解がいかに重要かを自覚してもらいます。そして配付された資料や記録用紙の自己管理と提出方法は，臨地実習時も同様なので，資料の綴じ方やインデックスを用いた記録用紙の整理などは，授業＝臨地実習への準備教育につながることを説明します。

　ここまでの段階で，説明内容を適量に分け2回ほどシンク＝ペア＝シェアを取り入れます。2分程度の個人思考の時間を設け，教師の説明内容と配付資料を見直し疑問点などを確認します。次に隣の学生と，自分が理解したことや疑問点などを話し合ってもらったあと，質問タイムをとります。学生と学生，学生と教師とで質疑応答を交わし確認し合うので，正しい理解を促す上で大変有益です。

復習のウォーミングアップ：
ノート＝テーキング＝ペア，シンク＝ペア＝シェア

　2回目以降の授業開始時には，まず事前学習課題の確認にノート＝テーキング＝ペア（表Ⅲ-4）[3]を行います。事前課題学習を確実に終えているか，課題学習の作成方法などに着目して互いの記録内容に目を通します。事前学習課題が同じでも学習仲間が作成した記録用紙の内容や学習方法に目を向ける数分間は，学びへの視野を広げ刺激を与え合

表III-4　ノート＝テーキング＝ペアの手順

1. 講義や課題など，ひとまとまりの内容を対象に，主なポイントをまとめたノートを1人でつくらせます。
2. 教師の指示や学生の希望でペア（学生AとB）をつくります。
   ＊すでに編成されているグループのなかでペアをつくります。
3. 学生AはBに対して，自分のノートに沿って，ノートにまとめた内容のうち最初の部分の主なポイントを要約して説明します。
4. 学生AとBが役割を交代し，学生Bが自分のノートに沿って，次の部分の主なポイントを説明します。
   ＊今回は1人の学生Aから順番に他の学生に自分の学習内容を説明させます。今回の演習では，1つの領域ごとに全員が相互に自分のまとめた記録内容を発表します。
5. このように役割を交代しながら，ノートのチェックがすべて終わるまで，主なポイントの説明・訂正・情報の追加を繰り返します。
   ＊ノート＝テーキング＝ペアで追加や修正した部分がわかるように，青のボールペンを指定して記載してもらいます。

〔バークレイ，E.，クロス，P.，メジャー，C.（著），安永悟（監訳）：協同学習の技法─大学教育の手引き．p111，ナカニシヤ出版，2009より引用．＊は筆者が加えた．〕

う機会です。

　次に，前回の授業内容を想起します。学生は日々さまざまな科目を履修しているので，授業の開始時には本科目の前回の授業内容を想起し理解を再確認するために，復習のウォーミングアップを行います。このときシンク＝ペア＝シェアを用い，教師が説明するのではなく，学習者自身が自分に問い学習仲間と確認し合います。まず，2分程度の個人思考の時間を設け，前回の授業資料に目を通します。次にペアになって，互いに2分間ずつ使って前回の授業内容のポイントを相手に説明します。その後，質問があれば出し合ってペアで解決困難なことがあれば，グループでディスカッションします。その後，必要に応じて教師が説明を加えます。

　筆者の授業資料の右側には，4～5cm幅のMEMO欄が設けてあるので，説明内容などの記載を促します。そのつどこまめにメモに残しておくと，想起を助けてくれます。最初にメモの大切さを伝えておくと行動に移してくれます。

　一方的な講義が続く場合，油断すると眠気を誘います。ここでのポイントは集中力の限界とされる15分を意識し，たくさんの学習量を長時間かけて講義しないことです。1つの内容の区切りを目安（15～20分）に，シンク＝ペア＝シェアを取り入れ質問タイムを設けます。すると，学生と教師が共に授業内容の理解状況を確認することができます。つまり，少しずつ理解（消化）できるようにします。集中力が低下してきたタイミングで思考の刺激剤にもなります。教師の言葉の数が少ないほど学生は理解しやすいようです。要は，いかに無駄な発言を避け少ない言葉数でわかりやすく伝えていけるか，ここに授業の芸術性を感じます。

グループ編成と座席指定制による授業の運営

　協同学習では大別して3つのグループ編成があります。

　バークレイらは，活動の目的と内容，活動時間によって，グループの形態をフォーマ

ル＝グループ，インフォーマル＝グループ，ベース＝グループに分けています。「インフォーマル＝グループは素早く編成でき，メンバーをランダムに組み合わせ，比較的短時間，一緒に活動させます。フォーマル＝グループは，与えられた課題が終わるまで解散しません。一般的に数コマの授業や数週間にわたり続きます。ベース＝グループは1学期や1学年にわたって，つねに一緒に活動するグループです」[4]。

　看護過程の授業展開では，1グループ4名のフォーマル＝グループの形態をとり，意見交換や他者の記録内容などに触れて学習への視野を広げ，知的に刺激し合いながら学ぶ機会を設定しています。教室の学習環境は，1人用の机があると自由に机を移動させられるのでグループ学習にはベストですが，3人掛け用の可動式長机の教室の場合，その机を2つ合わせて4人で使用してもらいます。

　グループ編成のねらいは次の3点です。①事前課題学習に対する個人の責任ある学びを動機づける。②個人の学習への責任（学習成果）を互恵的に共有することで，学びへの視野を広げ理解を深める。③グループによる課題学習の体験を臨地実習でのグループ学習活動に活用する。

　また，座席を指定しています。座席の指定表には各グループの担当教員名も記載し，授業開始前に教室入り口に掲示します。

　学生個々・グループの座席位置が明確だと，学生を探す時間も短く，学習状況の把握と指導がしやすくなります。授業資料の配付時も，座席列の人数把握ができているので準備しやすく短時間にもれなく配付できます。些細なことですが，スムーズに資料配付を終えることも学生に無駄ないらだちを与えないポイントです。

　7週間の間，同じグループメンバーで学習目標の到達を目指す場合は，7回の授業期間に座席を3〜4回替えています。グループのなかで座席の前後の位置を替えたり，教室の前方列と後方列，教室の窓側と廊下側の座席を順次ずらして移動させていくことで気分転換をはかります。この座席指定制は学生に好評です。

　一方，メンバー編成を数回替えてより多様なメンバーと学び合う方法をとった場合は，看護過程の①情報収集の整理までの段階，②情報の意味・解釈から関連図作成の段階，③看護計画の立案の段階ごとに，新たなグループ編成と座席指定を計画します。

　グループでは，リーダーが出欠報告と連絡係，サブリーダーが事前学習課題の確認と報告係，メンバーAが資料や文具などの配付係，メンバーBが記録用紙の提出と文具などの返却係を務めてもらいます。この役割運営の体験を実習の際に活用するよう促しておきます。

グループ学習に用いる文具の準備

　事前学習課題をもとにグループ学習するときに配付する物品として，付箋5色（ピンク・ブルー・イエロー・グリーン・ホワイト），カラーマジック1箱，模造紙，A3用紙などを準備します。授業の目標に効果を発揮しやすい文具を集める（活用する）とよいでしょう。筆者の授業で活躍してくれる文具は付箋です。自分の考え（意見）を発言する際に，その内容を書いた付箋を模造紙に貼りつけていきます。これにより，他者の考えとの共

通性や違いを可視化でき，学生たちは同じ意見には嬉しさを感じ，新たな思考に面白さを感じるようです。このように互恵的な相互依存関係で学び合う場面で自分用の付箋の色を使うことで，グループ学習に対する個人の責任が明確になります。

次回の授業に向けた事前学習課題の設定

　毎回の授業終了時，次回の授業に向けて事前学習課題を提示しています。たとえば，本時に関連図の書き方を学んだ場合は，次回に関連図を書いて持参するように設定します。バークレイらは学習課題の構造化について次のように述べています。「学習課題を構造化するために教師は『学習グループに学生が参加することによってどんな利益がもたらされるのか』『どのような学習目標を達成させようと思っているのか』『学習を始めさせる課題提示（教示）をどのように定義し，使うのか』を押さえておく必要があります」[4]。また，「学習課題の構成における二つの重要な側面は，適切な課題を計画することであり，その課題を遂行することに学生が積極的に参加するように手続きを構造化することです」[5]。

　さらに協同学習の課題を構造化するときの一般的原則について，バークレイらは，「第一に，課題について，ただ作業量が多いと感じさせてはいけません。授業の目標達成にとって適切かつ不可欠な課題であることを明確に意識させます。第二に，学生のスキルや能力に課題をあわせます。第三に，相互依存を促進するように課題をデザインします。第四に，個人の責任を明確にするように配慮します。最後に，グループのつくり方からグループ活動の評価方法まで，協同学習の各段階を詳細に計画します」と述べています[6]。

　したがって，看護過程の授業展開で提示している事前学習課題についても，①学習目標の明確化，②課題提示の目的，③適切な課題の計画と使用方法，④学生が事前学習課題を用いて行うグループ学習から得る利益，⑤課題遂行への学生の積極的な参加方法について，留意して設定することがポイントになります。

　次回の事前学習課題について説明したあと，15〜20分ほど個人やグループで課題に取り組んでもらいます。そうすることで，事前学習課題への取り組み方を理解し疑問点も明確になります。

授業のまとめ

　本時の授業内容の振り返りをシンク＝ペア＝シェアで行います。まず個別に授業を振り返ったあと，ペアになって疑問点を出し合い，質問をしてもらいます。ここで受ける質問によって，教師も自分が行った説明内容や方法の不足点を見出せます。また，出席表兼振り返りの用紙に次の問いを設定し，自由記載後，提出してもらいます。

- 本日の授業で，一番心に残った学びはどんなことでしたか
- 本日の授業で，理解しにくかった点・解決が必要な点はどんなことでしたか
- どのように解決しますか
- 授業の感想・要望を自由に書いてください

　看護過程の構成要素を段階を踏んで学習していくとき，特に同じ教師がまとまった授業回数を担当する場合は，このような授業展開のリズムをつくることで，学生も授業展開になじみやすく思考を整理しやすいように思います。

●引用文献
1）黒田裕子：わかりやすい看護過程. p39, 照林社, 1994.
2）菱沼典子：平成21年度看護学教育ワークショップ　大学教育におけるカリキュラム展開の考え方（資料）.
3）バークレイ, E., クロス, P., メジャー, C.(著), 安永悟(監訳)：協同学習の技法—大学教育の手引き. p111, ナカニシヤ出版, 2009.
4）前掲3), p53
5）前掲3), p44
6）前掲3), p33

3 アセスメント段階の授業展開

アセスメント段階における導入

アセスメントは重要な段階

　看護過程の構成要素，「アセスメント」「看護診断」「看護計画の立案」「看護の実施」「評価」
のうち，ここでは，アセスメントの段階の授業展開を述べていきます。

　構成要素ごとにステップを踏んで授業・演習する際，学生に提示している事前学習課
題の内容を，表Ⅲ-5 に示しています。授業は授業計画・学習目標に沿い，1回180分（2
コマ）/ 週を講義と演習で展開します。演習では仮の看護の対象者を事例として設定しま
す。看護は対象者のおかれている状況を理解することからスタートしていきます。対象
者に関する情報の収集と，その情報のもつ意味を解釈・分析するアセスメントの段階は，

表Ⅲ-5　○○年度　看護過程演習の事前学習課題

1回目	1. 看護過程演習用ファイルの作成 2. 記録用紙の様式ごとにインデックスを用いて整理する 3. NANDA-I 分類法Ⅱ 　領域2「栄養」，領域3「排泄と交換」，領域4「活動/休息」，領域7「役割関係」の情報収集 　に必要な，主観的情報と客観的情報の内容を付箋に記載する
2回目	1. 事例Aさんの情報を13領域に分類・整理する（記録様式2） 2. 手がかりとなる情報（Cue）に下線を引く 3. 事例Aさんの疾患名に関する一般的な病態生理とAさんの病態生理を比較して記載する 　（記録様式3）
3回目	1. 事例Aさんの13領域の情報の意味・解釈（記録様式2）1回目
4回目	1. 関連図の作成（記録様式4）
5回目	1. 関連図の修正・看護診断名（記録様式4）
6回目	1. 看護計画の立案（記録様式5） 　事例Aさんの看護診断名，期待される成果，計画立案日と評価日，OP，TP，EP の内容 　を記録様式5と付箋に記載する。

看護問題の抽出（看護診断）へとつなぐ，いわば関所のような重要な段階です。対象者に必要な適切な看護の方向性と根拠が見えてくる段階です。

「健康と健康障がい」について思考する

アセスメント段階への導入として，シンク＝ペア＝シェアを用いた演習を取り入れます。そこに込めた願いは2点あります。まず，看護の対象者をアセスメントするときには，生活者として生きている1人の人間としての生き方，生活背景に関心をもって理解してほしいということです。2点目は，その人に生じた健康障がいがその人の発達段階・発達課題にもたらす影響，その人の闘病への思いに向き合い寄り添って理解し，看護を考えてほしいということです。

そのため，まず1人の人間としての自分自身に目を向け，次に自分とは異なる学習仲間の考えに触れて思考してもらいます。人の発達課題，成長・発達の差異や個別性を理解する場合のモデルとして，80歳で3度目のエベレスト登頂に成功された三浦雄一郎さんの例を映像で示します。そして，次の3つのテーマについて思考を促します。

①自分の人生設計（目標，夢，希望）を思考した上で，他者の描く人生設計を傾聴することで，共通点，相違点，価値観などの多様性について思考する
②突然生じる健康障がい（事例設定）が，人生設計にもたらす影響を思考する
③入院治療を受ける対象者に生じる状況を，人間の成長・発達，発達課題からとらえて思考する

グループ編成は，ペアのインフォーマル＝グループとします。グループ編成時の配慮と指示は次の2点です。互いのプライベートな内容にふれる可能性が高いので，学生たちが自分たちでペアをつくること，座席はペアの学生と一緒に自由に座席を選び着席しておくことです。当日に欠席などで人数が奇数になった場合は，学生の自主性に任せて3人組にしたり，ペアが組めない学生がいた場合は，教師が声をかけて互いの同意を得てペアを組んでもらいます。このような事前の指示により，学生たちは案外スムーズにグループ編成をすませて着席してくれます。

演習の展開：シンク＝ペア＝シェアを用いた演習

● 演習テーマ①：自分の人生設計（目標，夢，希望）を思考した上で，他者の描く人生設計を傾聴することで，共通点，相違点，価値観などの多様性について思考する

テーマを授業までに伝えておき，あらかじめ個々人で思考してきてもらいます。授業ではまず，個人思考の時間を3分程度設け，A4用紙に記載してもらいます。負担にならなければ事前課題として，記入用紙を配付しておき書いてきてもらうのもよいでしょう。用紙には，左側の縦軸に年齢を書きその右横に自分の人生設計内容を記載します。

学生たちの記載内容には，たとえば「25歳……留学，27歳……結婚する。35歳……子

どもを2人出産している。70歳……元気に助産師として働いている。90歳……老衰」など，さまざまな記載が見られます。その後，ペアになり，互いの記載内容を2〜3分ずつ使って交互に発表し合い共有してもらいます。シンク＝ペア＝シェアしたあとに，自由な時間を2〜3分程度設け感想を述べ合います。学生は，ペアの学生が描く人生設計を聴いて，「いろいろな将来設計があることを知り視野が広がり勉強になった」「自分が考えてもいなかった将来の夢や目標を聴き刺激を受けた」「その学生の新たな面を知り一層親しみが増した」など，有意義な時間だったと述べています。互いの人生設計から刺激を受け，思考の視野を広げることができます。

　この演習時，「教師に向かって右側に座っている人から話し始めてください」と指示しますが，実際には，左側の人から話し始めているグループが散見されます。こういうことは他でもまれではありません。教師の指示内容が十分理解されないままスタートした場合に生じやすいので，挙手などで理解を確認しておくとよいでしょう。考えを述べ合い共有する上で，この左右差はどうでもよいことかもしれませんが，看護師になる人たちなので筆者はちょっとこだわります。ペアの1人目が話し終わった時点で一言コメントします。学習活動の中間段階における修正です。つまり，指示を正しく聞いて正しく行動（実施）できることは，看護実践の基本原則にある安全に関与する能力であるため，情報を正しくキャッチできる聞き方ができるよう，意識し自己トレーニングするように促します。

●演習テーマ②：突然生じる健康障がい（事例設定）が，人生設計にもたらす影響を思考する

　次に健康障がいの事例を示します。27歳になったときにバイクに衝突される交通事故の場面を設定します。両下肢を損傷し，医師からは「今後は長時間の立ち仕事が困難になるかもしれない」と告げられる場面です。事例の状況をわが身に置き換え，自分の人生設計と照らし合わせます。危機的状況，困難な状況に対する受け止め方，感情や考え，対処方法などを個人思考します。

●演習テーマ③：入院治療を受ける対象者に生じる状況を，人間の成長・発達，発達課題からとらえて思考する

　続けてペアで互いの思考を共有します。そして，看護の対象となる人々に生じる疾患によるさまざまな状況が，人間としての成長・発達，発達課題，その人の人生設計に及ぼす影響について思考します。自らの人生設計に突然襲いかかった困難は，同じく看護の対象者にも生じていることを，共感的にとらえてほしいと願います。

　学生からは，ポジティブな受け止め方，悲観的な受け止め方，対処方法など，いろいろな考えが披露されます。たとえば「健康障がいによって，自分が将来に描いていた夢や目標などの人生設計を変更せざるをえなくなった。あるいは実現の可能性が断たれた。患者さんはこんなことがあって病院に来るのだと考えると，あらためて看護を重く感じた」「自分の知識量や経験や考え方で，患者さんへのケアや患者さんの闘病意欲への関わりが変わってくるのだと思った」など，対象者への思いだけでなく，対象者と向き合う看

護師としての自分にも目が向けられています。その一方，健康障がいをありのまま受け止め，むしろその状態に柔軟な発想を見出したり，生きることへのたくましさを述べるなど，未来を生きる若者らしい前向きな意見も出て，感心させられます。

　演習の最後に，日本看護協会が公開している「忘れられない看護エピソード」の受賞作からいくつかを選び，配付します。臨床現場での看護体験，人が生きるということ，健康障がいが人の人生に及ぼす影響，看護師として目の前の人の抜苦与楽，蘇生を願いながら取り組んだ看護体験などに触れて，人間と看護について深く思考する人に育ってもらいたいのです。そして，学生たちにも看護体験の1つひとつを大切に積み重ねていってほしいと願います。

　学生たちは「感動した，胸にぐっときた，胸が熱くなった」「看護師とは，看護とは，についてこれからも考え続けていこうと思った」「強い気持ちで仕事をすることが必要だと学んだ」「看護師は悲しんでいる暇がないと思ったけれど，看護師も人間なのだから悲しめるときは悲しんでよいのだと思った」など，さまざまな角度から感想を述べ合います。看護過程を学び臨地実習を目前にした時期に読む看護エピソードが，今抱いている看護への思いを刺激し深めてくれることを期待します。

アセスメント枠組み NANDA-I 分類法Ⅱに基づく情報収集

対象のおかれた状況を早期に把握するためのポイント

　情報収集に取り組む際，対象を早期に把握するためのポイントを強調しておきます。臨地実習時は，受け持ち対象者の観察，コミュニケーションや看護実践を通して情報収集していきますが，基礎看護学実習時の学生たちは，電子カルテの取り扱いも初めての経験です。学生用に用意された台数のパソコンをグループメンバーと順番を交替しながら操作し情報収集しなくてはなりません。臨地という慣れない環境で萎縮したり緊張が高まったりして，学生は最初の2日程は悪戦苦闘します。対象をとらえる視点がずれて学生が無駄に時間を費やさないよう，臨地実習で実際に対象者を受け持った際，次の3点を早期に把握するよう促します。つまり，受け持ちを開始した時点での情報収集の視点が，情報収集のスピードと質を左右すると考えるからです。

①対象者の今回の入院までの背景と入院目的を理解する

　たとえば受け持ち対象者を56歳の大腸がんの男性A氏（配送業の運転手）とすると，次のようなことを把握する。○年○月○日，職場の健康診断で血便を指摘されたことがきっかけで，○年○月○日大腸内視鏡検査を受けることになり，○病院で検査した結果，下行結腸部に大腸がんが見つかった。今回の入院は○年○月○日で，入院目的は，手術によってがんを摘出し人工肛門を造設し，人工肛門の管理方法を修得して退院することである。
②疾患のゴール（予測）と，今回の入院で対象者と医療者が目指しているゴールを理解する

　A氏の予後は，手術により問題はないが定期的な検査と経過観察が必要である。今回

の入院のゴールは，人工肛門の造設と排泄経路の変更を受容することができること，退院に向けて，排便コントロールに必要な食事内容や生活上の留意点を家族とともに理解すること，人工肛門部のケアの方法，管理方法を修得し自立してケアができるようになること，ケアに必要な物品の購入方法を知ることである。

③受け持ちを開始した今の時点は，ゴールに向けてどのような段階か理解する

受け持ちを開始した本日は入院○日目で，手術日は○月○日である。したがって，受け持ちを開始した本日は，術前○日前で，退院の予定は学生の受け持ち期間が終了する頃に見通しがつくだろう。

ここまでの状況が描けたら，まず大腸の解剖生理と一般的な大腸がんの病態生理について把握し，対象者の場合と比較することでA氏の病態生理上の個別性を理解します。そして，前述の3つの視点を参考に，NANDA-I分類法Ⅱの13領域に関するA氏の「今まで」と「今」，「これから」について情報収集し全体像を描いていきます。A氏が抱えている問題と，必要な看護は何なのかを思考していきます。

実際に臨地実習がスタートすると，学生たちはとかく，情報収集をするという自分の目的に没頭したり，病態の理解に重点が偏りがちになったりします。そのときに想起させたいことがあります。それは突然生じた大腸がんという困難，健康障がいが，その人の人生設計にもたらす影響，入院治療を受ける対象者の心理や生活に生じる状況を，1人の人間の成長・発達，発達課題からとらえ思考することです。そのため，授業での演習①〜③の学びを見失わないように助言しておきます。

具体的な演習の展開

事前学習課題の学習目標は，NANDA-I分類法Ⅱに基づく情報収集で，主観的情報と客観的情報の項目を理解することです。13領域ごとの概念を理解し，各領域のアセスメントに必要な情報の項目が理解できれば，対象者の状況に必要な優先すべき情報収集の視点を明確にすることができます。また，対象から得た情報1つひとつを各領域に整理していくことも容易になると考えます。

事前学習課題について個人学習をしたあとに，協同学習を用いた演習を行うので，他の学生との学び合いを通して考え方の視野を広げることができます。

NANDA-I分類法Ⅱの各領域に必要な情報項目の理解について学ぶにあたり，事前学習課題では，領域2「栄養」，領域3「排泄と交換」，領域4「活動/休息」，領域7「役割関係」の4領域だけを取り上げ，4領域の情報収集に必要な主観的情報と客観的情報の内容を学習する演習を計画します。4つの領域に絞って演習する理由は，バークレイらが課題を構造化するときの一般的原則として述べている次の2点を考慮しています[1]。

「第一に，課題について，ただ作業量が多いと感じさせてはいけません」

「第二に，学生のスキルや能力に課題をあわせます」

しかしながら多様な学生で構成されているクラス集団では，同一の課題提示に対し学生が感じる難易度や負担感に相違が生じます。したがって，第二に示されている学生の

スキルや能力に課題をあわせるという点は，実際には大変難しいことです。そのため，事前学習課題を提示する際は，課題学習をすることの目的と意味づけを丁寧に伝え，理解を促し反応を確認しておく必要があります。

　クラス集団の特徴によっては思い切って事前学習課題の量を減らします。領域2「栄養」，領域3「排泄と交換」に絞り，2領域の情報収集に必要な主観的情報と客観的情報の内容を学習する演習を計画します。いずれの場合も，1年次に学習した「情報収集・観察・記録・報告」の学習内容の想起を促し，主観的情報と客観的情報の違いを再確認して取り組めるよう説明を加えておきます。

　さて，この演習で用意する文具は付箋，模造紙，マジックです。

■付箋の使用目的

　事前学習課題を提示する際，4名編成のグループに5色の付箋〔例：ピンク，イエロー，ブルー，グリーン，ホワイト（特派員で使用）2.5 cm × 7.5 cm サイズ〕を事前に配付し，グループ内で各自の色を選択してもらいます。付箋には，事前学習課題として提示した，NANDA-I 分類法Ⅱのなかの4つの領域に関する情報収集項目（主観的情報と客観的情報）の内容を書いてきてもらいます。その際，1枚に1項目だけ書いてもらいます。たとえば，「偏食の有無」「1日の食事時間」といった書き方です。

　付箋を使う目的は，以下の4点です。
①演習で各自の意見を発表する際に，学習課題に対する個人の責任を明確にする
②グループ学習で議論する際，意見の持ち主をわかりやすくする
③グループ全員の考えを文字にして可視化することで，考えが整理され議論しやすい
④他のグループと意見交換する際，互いの考えを可視化できるため理解しやすい

■ラウンド＝ロビンを用いて，自分の意見を発表する

　学生の学習状況を図Ⅲ-4に示します。演習当日，机に模造紙を広げ，事前学習課題の

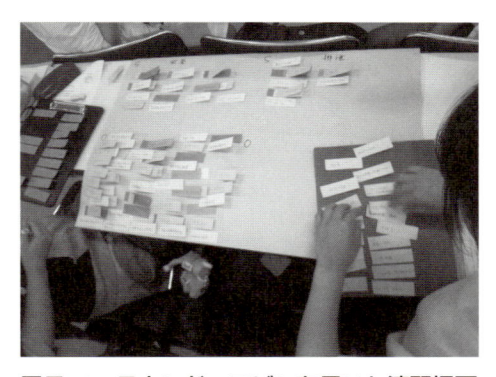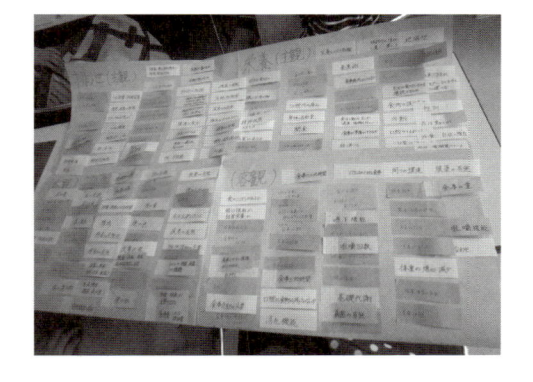

図Ⅲ-4　ラウンド＝ロビンを用いた演習場面
左：ラウンド＝ロビンで考えを出し合う。右：ラウンド＝ロビンで主観的情報と客観的情報に分けてまとめたもの。

4つの領域名を記載します。領域2「栄養」から順番に，ラウンド＝ロビンを用いて1人ずつ意見を述べ付箋を貼っていき，全員が発表を終えたら内容をカテゴリー化します。

カテゴリー化する際には，同じ意見を書いた付箋を重ねずに少しずらして付箋の色の違いがわかる貼り方を勧めます。同じ考えの人が何人いたのか，それは誰なのかがわかり，意見の共有に役立ちます。自分と同じ考えの人がいること，他のメンバーから出なかった考えを自分が示せたことを可視化できることは，安心感や自己肯定感を生みやすいと考えます。

■他のグループとディスカッションし，学びの視野を広げる

ここでグループ内で話し合い，1人が1つの領域を担当します。自分が担当した領域についてのグループの意見を各自が理解します。

次に，協同学習の技法「特派員」を使います（**表Ⅲ-6**）[2]。特派員の演習展開は，あらかじめ授業資料にも記載しておき，開始前に目的と方法を説明し理解を促します。このような説明後は，1分程度のシンク＝ペア＝シェアの時間を設け互いの理解を確認し合ってもらうと，指示がより確かなものになります。看護技術を安全に実施するために，たとえば指示された処方箋を2人の看護師でダブルチェックをするようなものです。

PowerPointに特派員の進め方を提示しておき，タイマーにより時間管理をしながら口頭で指示します。学生が適宜質問できるよう，担当教員にはグループの近くにいるよう依頼します。特派員の活動の様子を**図Ⅲ-5**に示します。グループのなかで2名がグループに残り，2名が特派員として他のグループの考えを見て回ります。その際，特派員はホ

表Ⅲ-6 「特派員（お出かけバズ）」

1. 4人一組のグループを作ります。グループごとに番号1人ずつ1～4まで番号をふっておきます
2. 複数の考え方や解き方が可能な課題を与え，グループで取り組ませます
3. グループで正しいと思われる考え方や解き方を絞り込み，全員でその理解を共有します。理解の共有とは，グループの誰が説明を求められても同じように説明できる状態のことです
4. 教師は特派員になる学生の番号を指定し，次に派遣先のグループを指示します
    （ジグソー学習法を用いて，特派員の取材内容の項目を明確にし，他のグループすべてを対象に自由に派遣させる方法とした）
5. 特派員は，派遣先のグループの話し合いの結果を取材し，自分のグループに帰って報告します。特派員を受け入れたグループは求めに応じて精いっぱいわかりやすく，自分たちの考えを相手に説明します
6. 教師は，特派員全員が派遣先が確認したのを確かめてから，取材の所要時間を指示し出発の合図をします
    （特派員を2人ずつ出発させ，途中で交代して全員に特派員を体験させた）
7. 教師は時間を計り，帰還の合図をします。特派員は自分のグループに戻り，取材の成果を報告します
    （それぞれの特派員が担当した項目について，取材結果をホワイトの付箋に書いて報告させた）
8. 残っていたグループのメンバーは，特派員の報告を受け，自分たちとの考えとの相違について確認し，特派員の貢献に感謝します
    （全員で行った特派員活動を讃え合わせた）

〔日本協同教育学会認定ワークショップ ベーシック（初級）．日本協同教育学会より転載，一部改変（括弧内は，筆者が行ったこと）〕

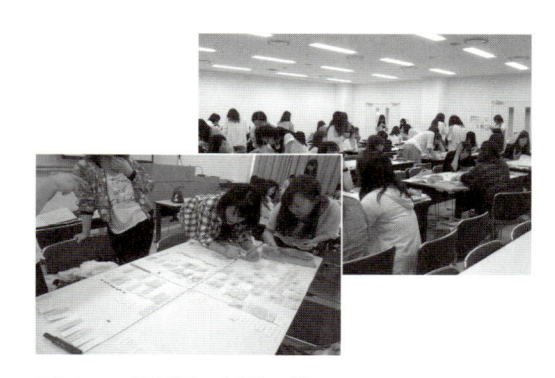

図Ⅲ-5　特派員の活動の様子
左：他のグループを訪問し，意見交換。新たな考えを収集し持ち帰る。右：特派員の活動時間は 20〜30 分でとてもにぎやか。

ワイトの付箋をもって出かけます。特派員は自分が担当した領域について，自分たちと他のグループの考えを比較し，他のグループの残っているメンバーとディスカッションし，自分たちのグループにはなかった新たな視点と根拠を理解し，ホワイトの付箋に書き写して持ち帰ります。

　特派員には 20 分程度の時間を使いますが，そのなかで半分の時間が経過したら特派員を交替します。グループの席に残った 2 人は他のグループの特派員が訪ねてきたときに自分たちのグループの考えを説明します。クラスのグループを半分に分けると，出かけたメンバーが担当した領域名と残っているメンバーが担当している領域を同じにすることができるので，特派員を通して同じ課題を担った者同士でディスカッションしてくることができます。

　特派員の活動が終了したら，1 人ずつが自分の担当した領域について，他のグループから収穫してきた考えをメンバーに説明し質疑応答を交わします。全員が報告を終えたら最終的にグループの考えをまとめます。

■「成人アセスメントガイド」の配付と説明

　参考資料として成人アセスメントガイドを配付します。この資料は，NANDA-I 分類法Ⅱ 13 領域における患者の主観的情報と客観的情報の項目，家族からの情報収集の項目，分析の視点を記したもので，学生は，模造紙の上に結集させた自分たちの考えと資料の内容を比較検討します。資料に掲載されていない内容があれば発表してもらい，事後学習で資料に書き込むよう指示します。この資料は臨地実習でも活用します。

　ここまでのステップで 13 領域に関する情報収集の視点を学び終えます。

アセスメントに必要な情報を理解するために

　情報収集を的確に行い，得た情報のもつ意味を正しく解釈し判断するためには基本的な知識が必須となります。また同時にクリティカルシンキングの能力が不可欠です。ジョ

ンソンらの著書では，研究に基づく知見として次のように書かれています。「大学生の思考能力を育てるには，教え方について少なくとも，3つの要素が重要である。(1)学生同士の話し合いをさせること，(2)多彩な事例を用いることで問題解決の手法を強調すること，(3)メタ認知を促進するための方法を言葉で表現すること」[3]。

協同学習法による学習体験は，知識の修得だけではなくクリティカルシンキングに必要な，「複数の選択肢を探す。いろいろな立場で考える開かれた心をもつ。柔軟で多面的な視点をもつ」という態度・情緒的側面[4]に働きかけ，育てる可能性があると期待しています。

情報の意味を解釈し問題点を判断していく過程では，ノート＝テーキング＝ペア，ラウンド＝ロビンを用いた演習を行います。この段階における学習目標は，次の4点について思考し理解できることです。

①設定された事例Bさんの診断名に対する病態生理を理解できる
②NANDA-I分類法Ⅱ 13領域の概念理解をもとに，事例Bさんについての情報を13領域に分類・整理できる
③各領域のアセスメントに必要な情報のCueとなる部分を特定できる
④知識とクリティカルシンキングに基づき情報の意味・解釈，問題点の判断ができる

事例が教えてくれるアセスメントに必要な能力

看護過程の事例を提示する前に，講義で「病態生理の理解」「情報収集とCueの特定・推論」「看護におけるクリティカルシンキング」の3点について説明しておきます。設定する事例は毎年異なりますが，今回は35歳の女性で，診断名は①右足首の捻挫，②右上肢の打撲，③子宮筋腫，です（表Ⅲ-7）。

読者の皆様は，授業で用いる事例設定をどのように準備されているでしょうか。看護過程の理解を促しやすい事例，すでに履修している疾患（病態生理）を考慮した事例，臨地実習の場面や展開となじみやすい事例など，さまざまな観点があると思います。看護過程を通して，看護の対象者となる人の理解と看護をどのように考えさせたいか，そのための事例設定と同時進行で作成する看護過程の展開例の作成時は，まるでドラマの脚本家にでもなったような感じで，仕掛けづくりに頭と心を使います。

しかしながらどのように思考を凝らしても，ペーパー上の事例には限界があります。それは変化しない限られた情報だからです。学生は頭も心も身体も動かさずしてまとまった情報を与えられます。そうすると，受け持ち対象者から情報を収集する際の，観察力，コミュニケーション力，人間関係力，洞察力，推理力，クリティカルシンキングを発揮して，情報を関連させ思考・判断する体験，あるいは発揮できない場合に自己課題を見出す生の体験ができません。ペーパー上の事例は，実際の情報収集に伴う対象者とのコミュニケーションやケアを通しての相互作用がないので現実味がなく，不足している情報に気づいても，得られないジレンマなどが生じることでしょう。そのため筆者は，臨

表Ⅲ-7　看護過程の事例

- 学生は，B さんの入院 2 日目から受け持ちを開始した。

名前：B さん　性別 / 年齢　35 歳　女性

入院月日：○○年 9 月○日（○）

診断名：①右足首の捻挫　②右上肢の打撲　③子宮筋腫（貧血の改善と手術が望ましいと説明あり）

主な既往歴：13 歳中垂炎で手術　20 代後半頃より花粉症

　B さんは某市の会社でパソコン業務や営業を主とするパートのワーキングミセスである。

　結婚後は専業主婦をしていたが，夫の収入が少ない上，家（一戸建て）のローンや子どもたちの学費などを理由に 5 年前から働くようになった。月曜日から金曜日までは朝の 8 時半から夕方 4 時までパート勤務。週に 3，4 日は，帰宅後に夕食や簡単な掃除をすませ，近くの葬儀屋で 19 時からパート勤務があるため帰宅は 23 時を過ぎる。子どもは 2 人いて，長女は中学 3 年生，長男は小学校 6 年生。長女は気が強いとのこと。有名私立高校の受験を目指しているので，週に 3 日夜に近くの塾に通っている。家の手伝いは洗濯物の取り入れ程度しかしていない。長男は優しいが寂しがりで泣き虫。2 人とも仲がよい。犬を 1 匹飼っている。夫は 38 歳で 4 年前から福岡に単身赴任中（清掃業関係）。夜勤もあり不規則な生活で，めったに赴任先から帰宅しない。今回，妻が入院したが急なので休みがとれないと言っている。

　B さんが入院したきっかけは，9 月○日の暑い日のことだった。朝，自宅から 40 分程度のところにある会社に出勤途中，遅刻しそうなのを気にしていたので自転車をこぐスピードが速かった。朝，長女と口喧嘩したことを考えてイライラしていた。天気がよかったことと，もともと汗かきのせいもあり汗が噴き出て不快感が増していた。最近，疲れを感じやすく立ちくらみもあるせいか，自転車が緩やかな坂にさしかかってまもなくのときだった。ふらっとした瞬間，住宅街の角から飛び出してきたバイクを避けきれず自転車ごと転倒した。その瞬間，気を失った。気がつくと，市内の病院に救急車で運ばれていた。B さんは，右足首を捻挫し右上肢を打撲していた。幸い頭は鞄が下になっていて打撲を免れた。レントゲン撮影の結果，骨折はなかったが，捻挫部位の右足には下腿部にギプスが装着され，転倒時に打撲した右上肢の痛みで腕が動きにくい状態だった。腕に力が入らず松葉杖も使用できない。ベッド上安静の指示になった。昨夜は痛みなどでほとんど眠れなかった。

　入院後に行われた血液検査のデータで，主な結果は，赤血球 $3.50 \times 10^6/mm^3$，白血球 $75.2 \times 10^2/mm^3$，血小板 $22.4 \times 10^4/mm^3$，血色素量 9.9 g/dL，ヘマトクリット 30%，総蛋白 6.0 g/dL，アルブミン 3.4 g/dL，GOT 67 IU/L，GPT 62 IU/L，CRP 0.6 mg/dL，血糖 85 mg/dL。貧血や肝機能の低下などが指摘された。念のため行われた MRI 検査で子宮筋腫が見つかった。医師から，筋腫がかなり大きいので，今後は貧血の改善と子宮摘出を検討したほうがよいだろうと説明された。B さんの月経周期は規則的だが，3 年くらい前から月経時の出血が多く腹部痛が強かったので鎮痛薬で対処していた。医学的な知識はあまりなく，定期健康診断は受けていたが，検査結果に気をとめず放置していた。今は，3 日前から月経中である。血液型は AB 型で RH（−），感染症はない。6 月頃から疲れやすく，できることならゆっくり寝ていたい気持ちだったが，目下の生活を考えると休んでいられなかった。最近は暑いので食欲もなく，素麺やそばなどを好んで食べていた。

　B さんは 1 人っ子で小学生のときに父を交通事故で亡くし，現在 67 歳の母が自宅近くで 1 人暮らしをしている。母は糖尿病で，毎日，自己管理で血糖測定とインスリンの皮下注射をしている。几帳面で神経質な性格で食事療法もきちんと守っている。ボランティア活動で 1 週間に 2 日間は図書館に読み聞かせに通っている。B さんは母親とはあまり気が合わないが，仕事の都合で，たまに子どもを預けている。B さんは，高校卒で内向的だが負けず嫌いで気が強く，あまり本音を言わず人に頼りたがらない性格で，近所の 3 人の友人とも子どものつながりで親しくしている程度である。地域の自治会で今年は班長を担当し，夏祭りの役が終わったばかりだが，1 か月に数回，回覧板をまわさなくてはいけない。母親ゆずりできれい好きである。信仰は特になく無関心。

（つづく）

表Ⅲ-7　看護過程の事例（つづき）

> 　朝は6時に起きて朝食や娘の弁当を作り，洗濯や自分の身支度をするのが精いっぱいで，7時半には自転車で自宅を出る。朝はトーストとコーヒー，昼はコンビニ弁当や近くのうどん屋で食べる程度。帰宅したら簡単な食事を作ってコーヒーを飲み，化粧直しをしてパート勤務に出かける。帰宅してから夕食を食べている。料理は得意ではなく，もともと野菜や魚があまり好きではないのでレパートリーは少ない。帰宅したら，19歳頃から日に1/3箱吸っているタバコで一服しながらテレビを見て夕食を食べ，毎日ビール500 mLを1本程度飲む。このときが一番ほっとすると言っている。最近は食欲がないので水分を多くとっていた。汗かきなので風呂は毎日入り，朝もシャワーを浴びるのが習慣である。
>
> 　身長は158 cm，体重43 kg。8月くらいから2 kg減った。排便は2日に1回。腹満感はないが便の量は少ない感じ。排尿は忙しいので我慢しやすく1日4回くらいで夜中に1回行く。家から病院まではバスに乗る必要がある。入院してからは6人部屋の入り口にベッドがある。同室者は高齢者が多く面会や外科的処置で人の出入りも比較的多い病室である。
>
> **今後の検査予定**：血液検査，子宮頸部・体部のがん検診，腹部エコー
> **治療方針**：食事は普通食。疼痛時は鎮痛用の内服薬が頓服で処方されている。ギプスは1か月装着の予定。右上肢の痛みが軽減し上肢の運動が可能になれば松葉杖歩行可。1週間はベッド上安静を重視しトイレは車椅子での移動可，保清も清拭のみ可。
>
> 　今後，婦人科を受診し子宮筋腫の摘出や貧血の治療について検討予定。入院は10日〜2週間の予定。

地実習でのアセスメントに必要な能力，情報収集時の留意点，失敗例などを具体的に語っておくようにしています。

　看護過程の授業後に開講する基礎看護学実習Ⅱでは，実習目的に即した受け持ち対象者の情報〔年齢，性別，主な診断名と治療，病室環境（個室 or 総室），安静度・移動・保清などの ADL の状況〕が，実習前日に提示されます。学生たちはそれらをもとに，必要な情報項目を整理して実習初日に臨みます。そして日々変化する対象者の状況を情報収集してとらえアセスメントしていきます。臨地実習は，車の教習所でいえば，初めて実際の路上へ出て運転を体験するような状況といえます。現実の事例をもとにアセスメントをする段階は，個々の学生にさまざまな能力を要求します。時として，日頃は意識していなかった，自分の思考や行動の傾向性と向き合わねばならないこともあります。

　臨地実習は学生にとっても教師にとっても実に学びが大きいものです。看護過程を展開する臨地実習指導の場面はまさに，安永氏のいう教師のとるべき「学習過程および学習者の成熟度と共変する」[5] 役割が問われ，その実践が学生の学習成果を左右していくと考えます。

事前学習課題─事例に基づくアセスメント

　この学習段階で学生たちが取り組む事前学習課題は以下の4点です。課題に取り組み学習成果を記録用紙に記載するにあたり，記載方法を具体的に説明しておきます。

①一般的な病態生理とBさんの場合を比較し，Bさんの状態をアセスメントする

　一般的な病態生理について理解する方法として，A4サイズの用紙左半分のスペースに診断名についての概要，診断名の臓器・部位の解剖図，原因，症状，検査，治療処置，

予後について記載します。用紙の右半分のスペースには，Bさんの情報を記載し病態の状態をアセスメントするように説明しておきます。

　臨地実習時は，病態生理の理解を通して，今回の入院に至った現病歴，入院理由・目的，既往歴，治療方針で示されているゴール（退院時の目標）の状態を把握し，現時点が治療と病態の変化においてどのような段階にあるかを理解するように説明しておきます。

②Bさんの情報をNANDA-I分類法Ⅱの13領域に分類し整理する

　13領域の各領域の概念理解に基づき，Bさんの情報を13領域に分類・整理します。各領域別にA4サイズの用紙左半分のスペースにBさんの情報を記載します。このとき，情報を主観的情報と客観的情報に分けて記載する方法もあります。いずれにしても，各領域の概念に合致した情報を記載するように説明しておきます。

　臨地実習時は情報が刻々と変化し追加されていくので，情報には必ず月日や時間を記載し，適切なアセスメントにつなげるように説明しておきます。

③情報のCueとなる部分を特定し，Cueとなる情報に下線を引く

　次にCueとなる情報を特定し，Cueとなる部分に下線を引きアセスメントにつなげます。Cueを特定するには判断の物差しとして知識が不可欠です。たとえば血液検査結果のデータを見たときに，まず基準値の範囲内かどうかの判断が必要です。基準値から逸脱している場合はその程度を判断し，逸脱の程度から何が考えられるか，他のどのような情報と関連させてアセスメントにつなげていく必要があるか，多角的な思考力が必要です。Cueの特定をする段階で，学生たちは自分の知識不足を実感するようです。修得した知識がアセスメント力を左右するため，既習知識を想起し，わからないことは文献を活用して徹底的に調べ（調べ学習），根拠を明確にして述べるように促します。調べ方の方法がわかれば，まだ履修していないことも独学で学べます。他者への人間的関心と知識が乏しいと「見れども見えず」の状態になり適切なアセスメントが導き出せません。この段階は，粘り強く取り組むことで力をつけるチャンスです。

　臨地実習時は，情報を得た際にすぐにCueの特定をするのが容易ではなく，調べ学習と実習記録の記載も帰宅後になり，しかも1人で取り組まねばなりません。ですので，授業で調べ方の方法・コツをつかみ，Cueの特定・判断に必要な文献を常に身近に取り揃えておくことをアドバイスしておきます。

④各領域ごとにアセスメントし，各領域にある問題をまとめとして記載する

　アセスメントで，学生が陥りやすい点は，情報の意味を解釈したつもりが，ややもすると，ただ情報をつなげて文章にしただけの情報の要約になってしまうことです。また，いくつかの情報を関連させて分析・解釈することも難しいようです。主観的解釈に陥らないために，クリティカルシンキングを意識して用いるように説明しておきます。なぜそのように考えたのか，根拠づけて説明する意識を常備することは，日頃の知的探求力を高めます。

　領域ごとに整理した情報をアセスメントすると，各領域にどのような問題がどの程度あるかが見えてきます。A4 サイズの用紙の右半分にアセスメント内容を記載したあと，最後のスペースに，その領域にある問題をまとめとして記載するように促します。たとえば，「栄養」の領域の場合，次のように記載します。

まとめ
- 偏食による栄養摂取の偏りがある
- 食事量の摂取不足による BMI の低下がある
- 不規則な食事時間と食事への関心不足が伺える

ノート＝テーキング＝ペアを用いた演習の展開

　事前学習課題を提示する際，記録用紙の作成方法について説明を行います。事前学習課題の②～④に関する記載例（領域 3 の排泄と交換）を表Ⅲ-8 に示します。課題への取り組みを学生に説明する際，このような記載例を事前に 1 枚配付して説明を行い，学習方法・内容のイメージ化をはかる場合もあります。PowerPoint のスライドに書き示して説明する，あるいは口頭のみで説明する場合もあります。どのような方法で説明するかは，各クラス集団の学習状況から判断しています。

　演習はノート＝テーキング＝ペアを用いて展開します（手順は p80，表Ⅲ-4 を参照）。今回の演習におけるノートとは，全員が同じ情報を共有して取り組む前述の事前学習課題の①～④のアセスメントに関する記録用紙とします。この技法を用いるねらいは，情報を共有し，情報のギャップを埋め，ノートをチェックし，間違いを正し，お互いがより効果的な学習ができるようにすることです。学生が授業でとるノートだけでなく，いろいろな学習活動で作成する記録物も対象にできます。

　演習では，個々の学生が事前学習課題①～④について記載した記録内容を持参して授業に出席しますので，その記録物を他者に公開し説明してもらい意見交換につなげます。所要時間は課題のボリュームによって異なりますが，通常は 5～15 分とされています。本課題の場合，①～④のボリュームが大きいので 180 分授業の 90～100 分程度を使用します。演習中，教師は担当したグループの学生たちの学習活動を観察しながら必要時介入して指導します。

　この技法はペアで行うことが基本ですが，4 人グループのなかで 1 人対 3 人の体制で順番に発表してもらう場合もあります。発表する学生も聞いている学生も不足点やずれなどに気づき，追加・修正をすることができます。発表を聞いている学生は発表者の記録内容と自分の記録内容とを比較しながら，聞いて書いて意見交換します。発表を聞いて自分の記録に追加や修正をする場合は，青のボールペンで記載してもらいます。B さんについての情報を共有している他の仲間が，どのようにアセスメントしたか，他者の考えは学生にとっては興味深いものです。互いに発表し合ったあとにディスカッションします。この体験は，臨地実習時の事例カンファレンス場面にも活かすことができます。また，

表Ⅲ-8　「排泄と交換」についての記載例

事例 B さんの NANDA-I 分類法Ⅱ領域 3「排泄と交換」に関する記入例　　　　担当：緒方　巧

情報　＊下線は Cue	情報のもつ意味・解釈
3. 排泄と交換 ① 排尿：4 回/日　1 回/夜間 ② 忙しいので<u>日中は我慢しやすい。</u> ③ 排便：<u>1 回/2 日　量は少ない感じ。</u>腹満感はない。 ④ 入院後は，右足にギプス装着中。<u>ギプスは 1 か月装着予定。右上肢の痛みが強く腕が動きにくい。力が入らず松葉杖が使用できないため，1 週間はベッド上安静の指示。排泄は，ベッド上か車いすで移動してトイレでの排泄。保清は清拭。</u> ⑤ <u>子宮筋腫がある。3 日前から月経中出血が多い。</u>月経は規則的 1 回/月 1 週間くらい。 ⑥ <u>6 人部屋の入り口に入院し，同室者は高齢者が多く面会や外科的処置で人の出入りも比較的多い。</u> ⑦ <u>最近は食欲もなく素麺やそばなどを好んで食べていた。朝はトーストとコーヒー。昼はコンビニ弁当やうどん。夕方コーヒーを飲んでパート勤務（3 ～ 4 日/週）。夕方からパート勤務のときは簡単な食事を作る。帰宅して喫煙しながらテレビを見て夕食。</u>このときが一番ほっとする。 ⑧ もともと<u>汗かき。</u> ⑨ <u>これといって食べたくなく水分を多くとっている。1,500 mL 程度/日</u> ⑩ 飲酒習慣：ビール 眠前に 500 mL/日 ⑪ <u>野菜や魚があまり好きではない。</u>	【排尿について】 • 成人の正常な 1 日の尿量は 1,000 ～ 1,500 mL である。膀胱に尿が溜まり膀胱内圧が 15 ～ 20 cmH2O に達したときには約 200 ～ 250 mL の尿が溜まっており尿意を感じる。 • ①の B 氏の排尿回数から 1 日の尿量は 1,000 ～ 1,250 mL が推測でき正常範囲と考えられる。 • 夜間の排尿は⑦，⑩から就寝前の食事や飲酒による影響が考えられる。入院により，夜遅くの食事や飲酒はできないため，夜間の排尿状況の変化を観察する必要がある。 • ⑧から日頃は汗かきで飲水量も⑨1,500 mL 程度/日だが，入院による安静で発汗が少なくなることが考えられるので，発汗，飲水行動の変化，飲水量，尿量への反映について観察が必要になる。 【排便について】 • 成人の正常な排便は 1 ～ 2 回/日で，量は 100 ～ 200 g であるが，③の排便状況は要因として⑦，⑪による食事摂取量の不足による便量不足と，野菜摂取不足による食物繊維不足などが考えられる。 • 今後④の身体の安静が続くことにより，腸の蠕動不足を来しやすい。また②排泄を我慢する習慣，④痛みがあること，排泄時に介助を要すること，⑥病室環境も心理的な遠慮の要因となり，結果，副交感神経の働きが抑制されリラックス感が奪われることなどから，排便に支障を来しやすいことが考えられる。 • ⑨から日頃の水分摂取量は適量であるが，入院により飲水量が減少すると，排便にも影響するので，便の回数・量と性状の観察が必要である。 • ⑤子宮筋腫による腹部圧迫も便秘の原因になりやすい。 【月経について】 • ⑤子宮筋腫により月経の出血が多い，④安静により入浴ができないため不快感が高まりやすい。排泄，月経に伴う陰部・殿部の清潔保持は膀胱炎を予防する上でも重要になる。 【今後について】 • 痛みやギプス装着による運動制限や体力低下から排泄行動に伴う転倒などを来しやすい。そのため，安全・安楽な排泄援助，スムーズな自然排泄への援助，皮膚・粘膜への清潔ケアが必要である。 【まとめ】 • 飲水量，食事摂取量，活動の低下，心理面の変化により，排尿・排便状態が変化する可能性がある。 • 排泄行動に伴う転倒などの可能性がある。 • 排泄に伴う皮膚・粘膜の清潔，感染予防の必要性がある。

　学生が課題学習で苦戦するのは，「考えていることを適切な言葉で記録用紙に書くこと」です。よりよく書かれた記録内容を，より多く目にすることは，アセスメントの思考過程について理解を促すだけでなく，情報の意味を解釈する際の文章表現についても学び合うことができます。

　学生たちの反応として，「とても時間の経つのが早かった。もっと時間がほしい」「誤ったとらえ方に気づき，自分が見落として気づかなかったことを他の人から学ぶことができた」「お互いの課題学習内容を確認し，議論をふまえて一緒に深く考えることができるので，とても勉強しやすく感じる」「自分のやってきた記録が間違っていそうで不安だっ

たが，合っていること，違っていること，新たな考え，を知ることができ学びが深まった」などがあります。

　筆者が記載した13領域のアセスメントの記入例も配付します。学生たちには引き続き履修する基礎看護学実習Ⅱに向けて，配付した記入例を活用し復習しておくように促します。記入例は，まずは各個人で考えたあとにグループで学び合い，さまざまな気づきや学びが深まったあとに，提示して説明しています。

ラウンド＝ロビンを用いた演習の展開

　事前学習課題の①〜④についてノート＝テーキング＝ペアで学びを得たあとは，次回の授業までにアセスメントの記録内容を深めるために追加記録をしてきてもらいます。次回の演習ではその学習成果をもとに，図Ⅲ-6 に示した資料を配付し，ラウンド＝ロビンを用い，各領域における問題について思考してもらいます。

個人思考の時間

　学生は，13の各領域のアセスメントを深め，領域ごとに問題をまとめていますので，

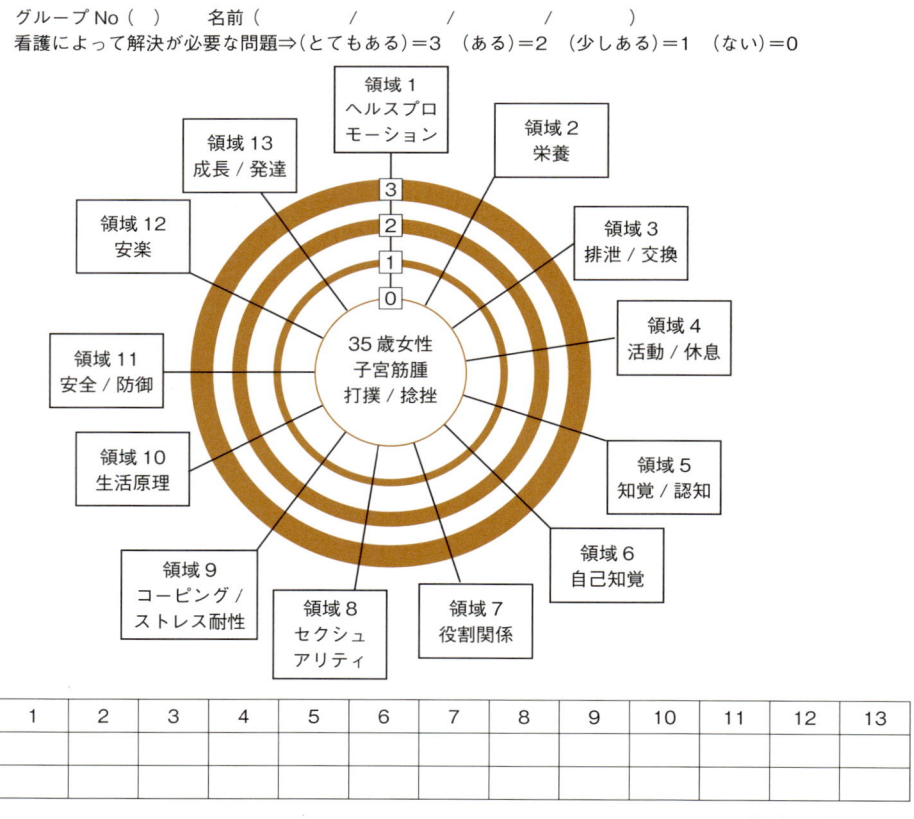

グループ No（　）　　　名前（　　　　／　　　　／　　　　／　　　　）
看護によって解決が必要な問題⇒（とてもある）＝3　（ある）＝2　（少しある）＝1　（ない）＝0

領域	1	2	3	4	5	6	7	8	9	10	11	12	13
問題													
評価													

担当：緒方　巧

図Ⅲ-6　NANDA-I 分類法Ⅱにおける問題状況のレーダーチャート

まず個人思考の時間を設け，その問題は看護による解決が必要で，解決可能な問題かどうか，またその問題の程度について，とてもある＝3，ある＝2，少しある＝1，ない＝0，という判断をしてもらいます。たとえば表Ⅲ-8で示した「排泄と交換」の領域の問題の程度を「2」と判断した場合，「2」のライン上に●印をつけ他の領域の判断結果の●印の部分とつないでいき，レーダーチャート（クモの巣グラフ）を完成させます。このレーダーチャートは筆者が独自に作成したものですが，問題点の優先順位を検討する際に有効です。

ラウンド＝ロビンでディスカッションを13周する

領域13のそれぞれについて，問題とその程度を1人ずつ順番に発表し（ラウンド＝ロビン），自分はなぜそのように考えたのかを説明していきます。レーダーチャートの用紙は全員に配付していますが，グループ用にも1枚用意し，ラウンド＝ロビンの結果を記載してもらいます。その際，4人それぞれのカラー・マーカーの色を決め，各個人の判断がグループ用のレーダーチャート上に示され，多様な判断があることが明示されます。

レーダーチャートのまとめ，お散歩自由参観で意見交換

グループ内では個々の意見が一致したり，かけ離れたりしますが，13領域のレーダーチャートをグループで討議しグループの意見としてまとめます。意見が一致せず，グループとして一致した見解にならない領域があっても，それはそれでよいとします。なぜそのように考えたのかを，互いに述べ合うことを重視します。

次に，看護によって解決が必要な問題が「とてもある」領域はどこかを確認し，その問題内容を確認し合います。その後10分間程度を使い，お散歩自由参観の時間を設けます。全員が他のグループのレーダーチャートを自由に見て回り，意見交換できる時間を設けます。お散歩自由参観は，全員が教室内を動き回って意見交換していきます。1人ひとりの考えをもとにグループで考え，さらにクラス全体の考えに触れて視野を広げます。

このレーダーチャートの作成によって，13領域のなかでどの領域が最も看護による解決を必要としているかを確認します。そしてレーダーチャートを手がかりに，次のステップの関連図作成にとりかかります。

●引用文献
1) バークレイ, E., クロス, P., メジャー, C.(著), 安永悟(監訳): 協同学習の技法―大学教育の手引き. p44, ナカニシヤ出版, 2009.
2) 日本協同教育学会ワークショップ資料.
3) ジョンソン, D.W., ジョンソン, R.T., スミス, K.A(著), 関田一彦(監訳): 学生参加型の大学授業―協同学習への実践ガイド. p56, 玉川大学出版部, 2001.
4) 高橋照子: 看護学原論―看護の本質的理解と創造性を育むために. p153, 南江堂, 2011.
5) 安永悟: 活動性を高める授業づくり―協同学習のすすめ. p114, 医学書院, 2012.

III 協同学習法を用いた講義

4 │ 看護診断・看護計画の授業展開

　対象者の問題状況は，どの領域のどのような状況（情報）が関連し合って生じているのか，そのメカニズムを関連図によって明らかにします。そして，適切な看護診断（看護問題の明確化）を導き出し，看護計画の立案へとつないでいきます。この段階で学生たちが取り組む事前学習課題と演習は，関連図の作成と看護診断，看護計画の立案です。

　看護の実践と評価の段階については，看護技術の基本原則をもとに実際のさまざまな看護場面を例に引きながら講義で説明し，看護過程の授業を締めくくります。

関連図の理解と書き方の「とっかかり」をつくる

　関連図の種類には，病態関連図，部分関連図，全体関連図がありますが，基礎看護学実習Ⅱでは全体関連図を書き，対象者の全体像をとらえ看護問題を抽出していきます。そのため授業では，事例の全体関連図が描けるように指導しています。実際の看護場面でも，対象者の問題状況の全体を把握し，その問題状況に対して看護による解決が可能で，なおかつ解決すべき問題の優先度を判断しなくてはならないからです。優先度順に番号（＃）をつけたあと，正式な看護診断名の書き方を説明します。

関連図作成が不得手な学生から学ぶ

　講義では，まず関連図の目的，種類，利点，書く時期，書き方について説明しておきます。関連図作成において学生たちが最初に示す戸惑いは，「どの情報をどんな判断によってどのようにつなげばよいか」といった情報と情報のつなぎ方です。学生たちが普段の生活でどの程度，因果的思考を意識しているかはわかりませんが，過去（原因），現在（原因に基づく結果），未来（原因や結果に基づく未来予測）に基づいた思考をもとに，1つひとつの情報を根拠づけて思考する（つなぐ）ように促します。学生の感想を見てみると，「情報を砕いていくと問題が浮かんでくるのだなと思った」とあり，実際に書くことで関連図の利点を見出せているようです。

　関連図作成に際し，学生のなかで「思考を図にする」ことの得意，不得意が分かれます。実際の臨地実習指導時にも体験することですが，実習ファイルに挟まっている関連図の用紙を見た途端，あまりにもアバウトな記録内容に愕然とすることがあります。「これは大変！」と慌てて学生を呼び寄せて，対象者の状況について説明を求めます。ところが，学生の説明を聞いていくと「対象の理解はよいし，専門用語もデータに基づく説明も適切にできるではないか」と思えることがあります。つまり，学生の頭のなかでは，問題状況の原因から未来予測まで描けているのです。そこで「今，説明してくれた内容をそのまま反映して書いたらよい」と助言します。とはいっても，やはり図式化が苦手な学生は関連図作成に時間を要します。学生時代は思考を可視化することで指導や評価を受けますので，記録に苦労する学生も多く，教師はとかく学生の記録内容だけで判断しがちなため，学生との対話の大切さを実感します。臨床での実際の事例をもとに書いてくる学生の記録内容や説明内容に，教師の教育方法の成果と課題が表れてくるので，臨地実習で学生に向き合い寄り添う対話はとても重要です。

関連図を書く段階

　次の授業に向けて，関連図の作成を事前学習課題として設定します。その際，筆者は，授業中に仲間と関連図を書く時間を 20 分程度設けています。まず関連図の書き方について，書き始めの部分を教師が書き示したあと，A3 の用紙を配付し個人思考の時間を設け関連図作成にとりかかってもらいます。その後，グループに模造紙 1 枚とマジックを数色配付し，グループ 4 人の個人思考の成果をもとに関連図を書いてもらいます。

　20 分程度の取り組みでは完成にはほど遠いのですが，グループでの作業を経ず自宅に帰って 1 人で書き始めるとわかりにくいことも，まず仲間と取り組み疑問点を確認したり意見交換したりすることで，関連図の書き方の理解と意欲へのとっかかりを後押ししてくれます。教師は学生のグループ学習を見て回り，必要時に助言をし，質問に応じます。この後，お散歩自由参観を取り入れます。学生たちに，5 分間ほど教室内を自由に歩く時間を与え，他のグループが書いた関連図に目を通してもらいます。関連図の書き方・表現方法への視野を広げることがねらいです。

　関連図の書き方を学び終えたあと，看護問題の優先順位の判断基準，看護診断の目的・意義，看護診断の歴史，看護診断の定義と分類，看護診断の種類と書き方などを講義形式で説明します。

看護問題の優先順位を判断し看護診断名を決定する段階

　まず各自が個人思考で書いてきた関連図を公開し合い，全員の用紙を回覧してざっと目を通してもらい概要をつかんでもらいます。学生はそれぞれ，考えて悩んで苦労して書いてきているので，互いの関連図に高い関心を寄せて見ます。あちこちで「うわぁこれ，ちょっとすごすぎじゃない」「私のはあかんなぁ」などと笑い声も混じり，講義では表情の乏しかった顔に活気が戻ります。姿勢はやや前傾気味となり互いの頭の距離も近づき，

教室は一気ににぎやかになります。

　次にラウンド＝ロビンをスタートさせ，1人ひとり順番に自分の関連図について具体的に説明していきます。1人の発表に5分程度を使い，看護問題をいくつ抽出したのか，そのなかで優先順位の最も高い看護問題（#1）については，なぜ#1としたのか，丁寧に説明してもらいます。

　図式化が苦手な学生にとっては，書き方の理解を深める時間です。この場面では協同学習の条件，「互恵的な協力関係」「個人の責任が明確」「対面しての活発な相互交流」「参加の平等性の確保」「活動の同時性」が満たされているといえます。つまり，グループ学習に「ただ乗り」できる状況は生じません。

　全員の発表が終了したらディスカッションに入り，看護問題とその優先度についてグループの考えをまとめてもらいます。自分たちのグループが考える看護問題に優先順位をつけ模造紙に書きます。教師は担当しているグループを巡回し考え方のばらつきを確認し，気になるグループには考えの根拠をたずねて把握しておきます。その後，グループごとに#1の看護問題について発表してもらいます。この段階では，看護問題の表現はキーワード程度の文字数にしています。Bさんの看護問題について，「痛み」「低栄養」「不眠」「転倒」などが挙がってきますので，教師は発表を聞きながらA4用紙に書きOHCに映し可視化します。

　発表が終了したらクラス討議に入ります。看護問題の的確な内容と優先順位について，同じ解答，異なる解答のグループに，それぞれなぜそのように考えたのか説明を求めます。たとえば同じ解答でも，そこに至る「なぜ」にはさまざまな思考の違いがあるからです。根拠を説明できること，そして考えの視点を広げること，それがこのクラス討議のねらいです。

　クラス討議が一通り進んだところで，教師が考えた関連図と看護問題を提示して説明し，最終的にクラスで共通の#1の看護問題を決定し，適切な表現で記載します。

看護計画立案の段階

　看護計画を立案する演習では，新たなグループ編成を提示します。看護過程では，フォーマル＝グループ（数コマや数週間にわたり一定の課題学習が終わるまで続くグループ）を採用しています。そのため，看護計画の立案段階を最後のグループ再編成にあてています。この演習ではグループの人数を4人から6人に増やして行います。ジョンソンらは，「グループが大きくなるにつれて，メンバー間の相互作用は少なくなる。その結果，凝集性が低下し，親しさが薄れ，支え合いも減っていく」と述べており[1]，わずか2名だけの増加でも学習活動の雰囲気が変化します。しかし，基礎看護学実習Ⅱが迫ってきている時期なので，実習用に編成している6人のグループ編成にすることもあります。6人で学習することに慣れること，人数が増えることで看護計画の内容について意見が増えることも期待します。実習用に編成したグループ（案）を採用し，学習活動をしてもらうことで，活動の様子を観察し必要に応じて基礎看護学実習時のメンバー編成を調整します。グルー

プ編成に変化をもたせることは，いろいろな学生と交流する機会をつくり，さらに協同学習の技法を用いた仕掛けにより多様な考えに触れるので，学習面の刺激だけでなく，看護観の形成，人間形成にも有効だと考えます。

　ジョンソンらは，グループの力を活用する機会を逃す5つのパターンについて次のように述べています[2]。

- グループ活動のさせ方に対する戸惑い
- グループを効果的に使うことができるかどうかの不安
- 熟練した仕方で学習グループを効果的に用いることへの期待に対するプレッシャー
- 学校の組織構造に由来する習慣的な個別主義
- 個人的な役割や責任の枠を逸脱することへの抵抗

　限られた授業時間のなかで，講義とグループ学習を組み合わせ授業展開していくには熟練が必要ではありますが，実践を始める勇気と積み重ねがなければいつまでもグループ学習に対する戸惑い，不安やプレッシャーから解き放たれません。

看護計画立案の演習

　まず，授業で看護計画の目的，看護診断と看護計画の関係，看護計画の段階と立案時における留意点について講義で説明しておきます。次に，事例Bさんの看護診断に基づいて，看護計画として期待する目標（成果）と評価日について，グループで検討してもらいます。成果（目標）は，短期目標と長期目標を検討しますが，臨床現場では在院日数が短いので，長期目標を視野に入れつつも，現実には短期目標を次々にクリアしていく立案の方法を説明しておきます。

　次回の事前学習課題，Bさんの看護計画の立案（観察計画，援助計画，教育計画）に取り組むにあたり，全員に付箋を1つずつ配付し，付箋には1枚あたり1つの計画内容を書くように説明します。付箋を活用した演習展開（p89参照）で，Bさんの看護診断と目指す成果（目標）に対する看護計画の立案を学びます。演習ではまず全員が自分の書いた付箋を公開しますが，6人グループだと発表順がくるまで待たなくてはならないので学習活動に時間を要し集中力や思考が低下しがちです。そこで，雪玉ころがしを活用します。この技法は，できるだけ多くの考えや情報を集めるのに効果的で，メンバーのもつ多様性をメリットとして活かせます[3]。手順は以下に示します。

①自分1人で考えた答えや情報（今回は看護計画の立案内容）を付箋に記載する
②ペアになって互いに自分が考えた看護計画の立案内容の付箋を説明し合い，互いの考えをまとめ1つの立案用紙を作成する。ペアを組むときは話しやすい席に座っている（肩と肩または顔と顔が近い）メンバーと組むなど工夫する
③グループ内で各ペアが集まって発表し合い，グループで1つにまとまったリストを作

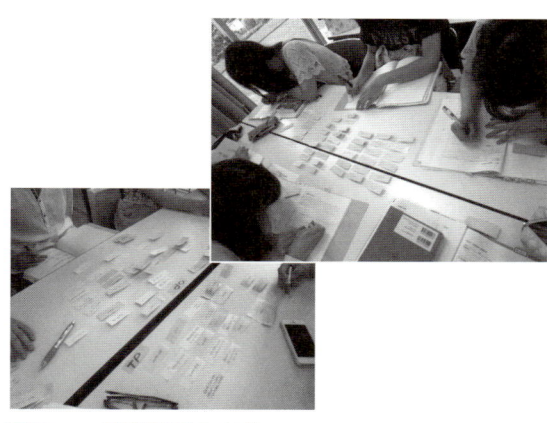

図Ⅲ-7　看護計画の立案
左：グループの成果物である看護計画。右：自分の記録用紙に転記。

成する。同じ内容は1つにする

　模造紙に貼った付箋の雪玉ころがしで意見がまとまったら，特派員を使い，より多くの意見に触れるようにします。6人グループの場合，観察計画，援助計画，教育計画を2人ずつで担当します。5分程度ずつ時間を区切って特派員をスタートします。各ペアから1人ずつが特派員として出かけます。グループの席に残ったメンバーは見に来た特派員に説明します。自分のグループで出なかった意見を見つけたら意見交換してもち帰ります。次に，交替してペアのもう1人が特派員として出かけます。全員が他のグループの意見を見て思考する機会を設けます。持ち帰った意見をペアで整理し，グループ内で発表し合います。

　看護計画ではチームで共有できるような計画内容になるよう促します。実施時の優先順位や具体的な内容が必要です。たとえば，観察計画で，「バイタルサインの測定」をする場合は，具体的な測定時間と，対象者の状況によっては測定時の上肢を左上肢と明確に記載しておくことも必要です。5W1Hを意識して立案するように助言します。

　看護計画として立案された内容は，チームで共有し看護の実践につなげていくものなので，グループの成果物である看護計画の内容は，自分の記録用紙に転記して学習課題を仕上げます（図Ⅲ-7）。最後に教師の看護計画の立案用紙を配付し，教師が立案した計画にない内容を各グループから発表してもらいます。

　クラス全体で意見交換し，追加した内容は青ボールペンで追記してもらい演習を終了します。

　最後に，看護の実践と評価については講義で説明します。学生は臨地での看護体験がないのでいろいろな実際の看護場面を例にとり，科学的根拠に基づく安全と安楽，個別性の尊重，自立を促す，看護倫理に基づく看護の重要性を強調します。そして評価の視点と方法について説明します。

　学生は授業が終了したあと，記録用紙に展開した看護過程の一連のステップを振り返

り，追加学習をして記録用紙を整理しファイルに綴じて提出します。学生は看護過程の
ステップを踏みながら具体的に学び終えたわけですが，ここまでの段階で全員の理解が
十分とはいえません。本学でもオフィスアワーを設けていますので，学生が主体的に個
別指導を求めたり，授業時間外にグループで学び合う時間をつくったりすると理解が深
まると思います。授業終了の約1か月後に基礎看護学実習Ⅱが開講するため，臨地実習
は知識の定着をはかるチャンスとなります。学内での授業と臨地での学びが統合される
ように，臨地実習を担当する教師との連携をはかります。

　1人の尊い生命と生活者として生きている1人の人間の，健康回復・蘇生・安寧に向け
た最善の看護を実現するための看護過程です。学生たちが看護過程の方法や記録を書く
という手段に埋没することなく，看護過程の本来の目的と意義を見失わずに学び，さら
に協同学習を通して多様な他者との人間的関わりを通して学び，学生と教師が共に成長
できる授業展開をたゆまず目指していきたいと考えます。

● 引用文献
1) ジョンソン, D.W., ジョンソン, R.T., ホルベック, E.J. (著), 石井裕久, 梅原巳美子(訳)：学習の輪—学
び合いの協同教育入門(改訂新版). p35, 二瓶社, 2010.
2) 前掲1), p8
3) ジェイコブズ, G., パワー, M., イン, L.W.(著), 伏野久美子, 木村春美(訳), 関田一彦(監訳)：先生のた
めのアイディアブック—協同学習の基本原則とテクニック. pp42-44, 日本協同教育学会, 2005.

選択科目
「協同学習力の探求」

1 「女性と髪」を題材に協同学習を体験的に学ぶ授業設計

選択科目を履修登録する学生の期待を知る

　選択科目「協同学習力の探求」90 分 15 コマ（2 単位）の授業展開について述べていきます。この科目は 2011 年度から 1 年生後期の学生に開講し，「女性と髪」を題材にしています。選択科目の場合，学生たちがシラバスを見て学習目標や授業内容を理解し，抱いたイメージを期待して履修登録をします。選択した理由や期待と教師の教育的意図が，どの程度どのように合致するか，あるいはどんな点にギャップを生じやすいかを，その年度ごとに学生の特徴を把握します。その上で，教師の教育的意図・学習目標の達成に向けて授業展開していくことが必要です。

　筆者は初回の授業を開始する前に，個人思考の時間をつくり，本科目を選択した理由と授業への期待（この授業を受けることで自分をどのように変化させたいと思っていますか）を記載してもらいます。そのなかには，先輩からの勧めで受講を決めた学生が毎年数名いますが，学生たちの授業への期待を知ることは大変貴重で興味深く，授業展開と評価においても不可欠です。たとえば次のような内容があります。

- 授業の内容に興味をもった。シラバスに協同学習と書かれていて，今までに経験したことのない講義が受けられると思った
- この授業ではいろいろなテーマで仲間とディスカッションするので，人とのコミュニケーション能力が身につくのではないかと思った
- 話したことのない人とも話せると思った。グループで行うので，みんなとも仲良くなれると思った。前期の学習を通してチームで行動することの大切さを知った
- 相手に自分の意見を伝え，他者の意見を聞くことで視野が広がるのではないか
- 人前でも自分の意見を積極的に伝えられるように変化させたい。人前で話すことに対する苦手意識の克服。話し合いをすることへの苦手意識をなくしたい
- 普段の目線からでなく医療の目線から髪について学ぶ授業だと思った。人として女性とし

て医療従事者としての着眼点や視野を広げたい

科目開講の目的

協同学習法による学びの継続をはかり協同の体現化を目指す

　筆者は，2002 年度から基礎看護技術の教育に協同学習法を用い，体験上からも，研究的にも，その教育成果を確認してきました。しかし基礎看護技術の科目はオムニバスで担当するため，協同学習法を用いる機会が自分の担当する単元の範疇に限定されてしまいがちです。そのため学生たちが協同学習法の利点を体験的に理解し，協同教育としての成果の体現化をはかるためには，15 回の授業すべてを協同学習で構造化し体験できるようにすることが望ましいと考えました。また 1 年生前期に筆者が担当している看護学概論は，協同学習法を用いた授業展開にしているため（第 I 部 2 章），1 年生後期に本科目を設定することで協同学習の体験を継続できると考えました。

　選択科目の利点として，多様な協同学習の技法のなかから，学習目標と学習内容に合ったものを系統立てて選び，15 コマの授業のなかで用いることができます。協同学習の技法は，簡単なものから複雑なものまで 200 以上あるといわれており，いずれも，学生の能動的学修行動を引き出すことができます。専門科目の必修授業では履修内容が膨大で時間的制約もあるので，たとえば「建設的討論法」のようにある程度の時間を必要とする技法は多く用いられません。しかし本科目では，建設的討論法のねらいとテーマを設定し 90 分間じっくり議論することが可能です。そうしたなかで，学生たちが本科目に期待している表現力やコミュニケーション力の向上，話し合いをすることへの苦手意識の克服，他者の意見を聞くことで視野を広げるといった成果を実感しやすくなります。このように技法を通して協同学習の体験を積み重ねていくことで，協同という行為に含まれる教育的な力を実感しやすくなります。多様な他者と協同することの意義を体験的に理解することができれば，やがては協同を自己の行動に体現化していける，すなわち人間教育につながると考えています。

「女性と髪」の探求活動で創造力を引き出す

　本科目は，独自のストーリー性で展開できるため，女子大学である本学の特徴を生かし，題材を「女性と髪」にしています。髪は探求する視点を多角的に提供してくれます。私たちは年齢や性別に関係なく，日常生活で髪を気にせずに過ごすことはありません。特に女子学生にとっては，髪色や髪型，髪のケアについては関心が高いものです。大学生になったばかりの初年次生に変化が多く見られるのが，髪色，髪型，化粧，服装です。関心のもてる題材を協同学習法を用いて探求することで，学生に潜在する創造力を引き出し高めることができると考えます。探求の視点には，たとえば次に示すような内容があるのですが，毎年度，学生たちが探求に掲げてくるテーマの意外性は筆者の楽しみの 1 つです。

- 髪は朝の目覚めとともにケアを必要とし，年齢，服装，季節とも関係し，その人らしさと個性を表すシンボルマークとなり，人間関係の形成にも関与します
- 髪色・髪型には時代背景や国際性，職業なども反映されるため，時代の気風や生活の移り変わりを知り，社会的・文化的側面を理解する上でも有効です。また，洗髪用洗浄剤やドライヤーなども次々に新製品が開発され種類も多いので，自分の髪質に合ったものを購入するためには判断基準となる適切な情報が必要です。洗浄剤1つとっても，歴史をひも解いて調べると洗浄剤の変化から人々の生活スタイルの変化などが見てとれる興味深いものです
- 人工の鬘（かつら）市場も多彩でその活用方法も多様化しています。髪がない状況で装着するだけでなく，生活行動・場面に合わせてさまざまな形のものを1日に数回も装着し直して楽しむ人たちもいます。人が鬘に投資する経済面も興味深いところです
- 髪は人間の成長・発達に伴い変化していくので，髪と皮膚の解剖生理など人間の身体面を理解する上でも有効です。出産後や病気の治療による脱毛のメカニズムを理解し，打撃を受けたボディイメージへの援助を考えていくと看護とつながります。安全・安楽な洗髪の看護技術に関する研究について調べると，ケアの根拠を理解し看護技術を深める学習に役立ちます
- 看護師が就業する場は多様化してきているので，仕事内容や制服の違いによって髪色，髪型なども多様化しています。専門職にはどのような髪色，髪型が望ましいのか，その理由を考えてみることもクリティカルシンキングを鍛えるのに役立つでしょう

初年次支援としての意図をもって

　協同学習法によるグループ学習の利点によって，学習仲間との互恵的人間関係の形成を支援します。人間関係が広がると人の多様さに触れる機会が増え，思考する視野の広がりや深まりを促進します。また協同学習を体験的に理解していくプロセスで，初年次学生の学習行動を能動的へと変容・促進させ，看護職へのアイデンティティ形成や看護者としての資質形成につなげたいという期待があります。

　本学では1年生前期に全学部の学生を対象に，必修科目「初年次セミナー（15回：2単位）」を開講しています。大学生としての学習方法，学生生活への理解と適応を支援する全学共通の内容と，各学部学科の特色を盛り込んだ独自の内容とで構成されています。山田礼子氏は初年次教育の内容として，「レポート・論文等の文章作法」「コンピュータを用いた情報処理や通信の基礎技術」「プレゼンテーションやディスカッションなどの口頭発表の技法」「学問や大学教育全般に対する動機づけ」「論理的思考や問題発見・解決能力」「図書館の利用・文献検索の方法」を紹介しています[1]。このように初年次生を対象とした科目は，大学によって初年次教育，初年次セミナー，初年次支援プログラム，初年次総合支援アプローチなどの科目名称がつけられています。

　学生たちは1年前期に，「異なる教育段階（中等教育から高等教育）への移行期にある初年次生に対する支援のプログラム」[2]教育を受け，大学生生活をスタートさせます。本科目を履修する1年生後期の時期は，夏季休暇期間を経て一息つき，大学の風土や授業，

学生生活に慣れ親しんでくる時期です。しかし，前期に受講した初年次支援プログラム
の効果の一方で，進路への揺らぎや人間関係の悩みなどが生じる時期でもあるようです。
その要因の１つに，学習への困難感が伺えます。中等教育までの学習方法，学習習慣，
学習意欲によって培った基礎学力に個人差があることから，高等教育での専門科目の学
習に難易度を感じ求められる学習量や学習力に隔たりを感じるのかもしれません。

　そんなとき，クラス仲間との人間関係は学習意欲に関与する重要な要素です。仲間と
の連帯や励まし合いが学習への困難感を克服する力になります。後輩たちに本科目の履
修を勧めた先輩学生は，「専門科目の難しさから看護師になることを挫折しそうになった
とき，この科目でのディスカッションや課題探求を通してできた仲間との人間関係が支
えになって乗り越えられた」と言っていました。筆者は，協同学習の定義に基づくグルー
プ学習のメリットが，学生の人間関係の形成と学習行動を促進するエネルギーになると
考えています。

　また，2012年３月に中央教育審議会によって示された「予測困難な時代において生涯学
び続け，主体的に考える力を育成する大学へ（審議まとめ）」では，「予測困難な時代にあっ
て生涯学び続け，主体的に考える力を持った人材は，受動的な学修経験では育成できない。
求められる質の高い学士課程教育とは，教員と学生とが意思疎通を図りつつ，学生同士
が切磋琢磨し，相互に刺激を与えながら知的に成長する課題解決型の能動的学修（アク
ティブ・ラーニング）によって，学生の思考力や表現力を引き出し，その知性を鍛える双
方向の講義，演習，実験，実習や実技等の授業を中心とした教育。（中略）このような質
の高い授業のためには，授業のための事前の準備（資料の下調べや読書，思考，学生同士
の議論など），授業の受講（教員の直接指導，その中での教師と学生，学生同士の対話や
意思疎通など），事後の展開（授業内容の確認や理解の深化のための探求，さらなる討論
や対話など）やインターンシップやサービス・ラーニング等の体験活動など，事前の準備，
授業の受講，事後の展開を通した主体的な学びに要する総学修時間の確保が重要である。
教員が行う授業は，このような（中略）学修の過程全体を成り立たせる核であり，学生の
興味を引き出し，事前の準備や事後の展開などが適切・有効に行われるように工夫する
ことが求められる」[3]とあります。

　協同学習を用いた教育方法で授業設計することで，初年次生たちが仲間とともに体験
する能動的学修の面白さや自己成長への手応えを実感できるように授業を展開し，初年
次支援の意図を果たしたいと思っています。本科目の授業まとめで，履修生から高い回
答率を得た主な内容を以下に示します。

- 2分間スピーチで他者をよく知れた
- 他者の視点に触れる体験ができ，他者のよい点を学び合えた
- 話を聴く・考える・書く力の向上につながった
- 他者と討論することへの苦手意識が改善した
- 他者と協調・協力し合って取り組めた
- 他者の視点に触れ自分の価値観が変化した

- 今までよりも多様な考えをもてるようになった
- 協同学習によるグループ編成の変化が新しい人間関係を形成した
- 他者と積極的に関われた

授業のテーマ，概要，目標，評価

　1回目の授業では，15コマの授業計画（表Ⅳ-1）と授業展開の方法，協同学習法について具体的に説明し，「女性と髪」についての関心を高めるスライド（日本女性の髪型の歴史やシャンプー剤普及の歴史など）を提示しています。

- 授業テーマ

協同学習法を用いて，題材「女性と髪」を探求し協同学習（協同教育）の意義を体験的に学びます。

- 授業概要

「女性と髪」を題材に協同学習法を用い，さまざまな角度からディスカッションを重ねます。また，髪に関するテーマを自主的に設定しグループ（基本4名）で探求していきます。その成果を資料作成して全員が発表することでプレゼンテーション力を高めます。授業では，聴く・考える・書く・話す（自己開示）を大切にしています。異なる価値観や文化をもつ多様な仲間との話し合いによって，多角的思考力や仲間との相互理解を広げ深めます。

- 授業の目標

看護ではチームメンバーと協働する上で他者と互恵的関係を築く力，責任感，意欲と主体性のある探求力が，求められます。本科目では，「女性と髪」を題材に，ジグソー学習法などさまざまな協同学習の技法を用いた学びを体験し，「互恵的関係のなかで責任をもって仲間と協同して学ぶ力」「情報活用力」「主体的学習スキル」「看護職志向」を高めることを目指します。

- 評価

授業と課題への取り組み（30%），ポートフォリオの内容（30%），ジグソー学習法を用いたカウンターパート・セッションとジグソー・セッションへの取り組み（40%）。

- 授業の取り組みへの期待

①自分も他者も，伸び伸びと積極的に意見を述べ合える雰囲気づくり
②他者の意見を傾聴し学ぼうとする誠実な態度
③自分の役割を果たそうとする責任感ある取り組み
④遅刻・欠席しない

表Ⅳ-1　「協同学習力の探求」の授業計画（○○年度）

回数	話題提供	次回への準備	主な内容
1回目 月日	※全員が希望順に記載します。	◆髪について関心のあること，その理由を考えてくる	・履修の理由と期待　　　　　　　　　　・技法⇒この人を探して ・授業ガイダンス（学習目標と評価）　・話題提供のスピーチについて ・女性と髪の歴史　　　　　　　　　　・協同学習とは（定義） ・協同学習による仲間づくり・グループづくり ・人間の発達と髪＝私と髪（技法⇒ビッグイベントとインタビューの輪） ・まとめ
2回目 月日	学籍番号 名前を記入	◆何色かのカラーペンをもってくる	・話題提供 ・協同学習のグループづくり，自己紹介（技法⇒パートナー・リピート） ・前回授業の振り返り ・発想の扉を開く思考法（技法⇒ラウンド＝ロビン，特派員，ジグソー学習法）　・まとめ
3回目 月日		◆髪についてどんなことを「探求」したいかいくつかのテーマと理由を考えてくる	・話題提供 ・協同学習のグループづくり，自己紹介（パートナー・リピート） ・前回授業の振り返り　　・マインドマップについて ・看護技術学習へのマインドマップの活用例 ・マインドマップを用いて思考を整理する　　・まとめ
4回目 月日		◆探求テーマに必要な資料	・話題提供 ・協同学習のグループづくり・自己紹介（パートナー・リピート） ・「題名のない物語」を読んで個人思考⇒グループ討議⇒クラス討議 ・髪の探求テーマ抽出と担当の決定　　・まとめ
5回目 月日		◆探求テーマに必要な資料	・話題提供　　・TEG（東大式エコグラム）で自分を知る仲間を理解する ・協同学習のグループづくり・自己紹介 ・ジグソー学習法「女性と髪」探求（カウンターパート・セッション） ・課題別の学び合い　　・まとめ
6回目 月日		◆探求テーマに必要な資料	・話題提供 ・ジグソー学習法「女性と髪」探求（カウンターパート・セッション） ・課題別の学び合い　　・まとめ
7回目 月日		◆探求テーマに必要な資料	・話題提供 ・ジグソー学習法「女性と髪」探求（カウンターパート・セッション） ・美容師への質問内容を討議　　・課題別の学び合い　　・まとめ
8回目 月日		◆中間発表の準備	・話題提供 ・ジグソー学習法「女性と髪」探求（カウンターパート・セッション） ・ゲストスピーカー美容師との質疑応答，ヘア・アレンジの実演 ・まとめ
9回目 月日		◆資料準備	・話題提供 ・ジグソー学習法「女性と髪」探求（カウンターパート・セッション）中間発表会＆意見交換 ・まとめ
10回目 月日		◆発表準備・練習	・話題提供 ・ジグソー学習法「女性と髪」探求（カウンターパート・セッション） ・課題別プレゼンテーションの資料準備と練習　　・まとめ
11回目 月日		◆発表準備・練習	・話題提供と前回の振り返り ・ジグソー学習法「女性と髪」探求（ジグソー・セッション）プレゼンテーションの実際 ・プレゼンテーションの振り返り評価　　・まとめ

（つづく）

表Ⅳ-1　「協同学習力の探求」の授業計画（○○年度）（つづき）

回数	話題提供	次回への準備	主な内容
12回目 月日		職業と髪について インタビューしたい 内容を考えてくる	• 話題提供 • ジグソー学習法「女性と髪」探求（ジグソー・セッション）プレゼンテーションの実際 • プレゼンテーションの振り返り評価　　• まとめ
13回目 月日		インタビューをし てまとめてくる	• 話題提供 • 協同学習法によるグループづくり・自己紹介（パートナー・リピート） • 職業と髪（協同学習法による建設的討論法） • 職業と髪について，身近な人にインタビューする　　• まとめ
14回目 月日		ポートフォリオの 完成	• 話題提供 • 職業と髪についてのインタビュー結果のまとめ・発表 • 髪に関する研究論文　　• まとめ
15回目 月日		評価と提出物の準 備	• 話題提供と前回の振り返り • 協同学習法の探求の学習成果　　• まとめ

● 授業展開

毎回の授業開始時に話題提供として，2分間スピーチを取り入れています。自主的に希望した順に1回当たりのスピーカーを2〜3名とし，全員が1〜2回体験します。題は自由です。

授業の1〜5回までの段階は協同学習の理論と技法を体験的に理解し，仲間の理解，多角的思考を広げる活動で構成しています。毎回，新しいグループ編成をします。

授業の6〜10回の段階は「女性と髪」の探求です。探求テーマごとに編成したグループでジグソー学習法のカウンターパート・セッションを展開します。途中の回でゲストスピーカーとして美容師を招き，あらかじめグループ討議をして準備した髪に関する質疑応答を行い，希望者にはヘア・アレンジ，髪のカットなどの実演を挟みます。また，探求の中間発表を1グループ5分程度で入れます。探求テーマについて調べ終わったあとは，得た知識をもとに研究の手順に沿って調査（質問紙またはインタビューなど）を行い資料を作成します。

授業の11〜12回の段階は，ジグソー・セッションです。カウンターパート・セッションでまとめたプレゼンテーションの資料をもとに，新しいグループ編成でジグソー・セッションを行い，全員がプレゼンテーションを体験します。

授業の13〜14回の段階は，建設的討論法を用いた討論，身近な人にインタビューした結果のまとめ・職業と髪に関する研究論文を読み合います。最終回は授業のまとめ・授業評価とします。

●引用文献

1) 初年次教育学会（編）：初年次教育の現状と未来. p12, 世界思想社, 2013.
2) 前掲1), p33
3) 文部科学省：中央教育審議会大学分科会大学教育部会：予測困難な時代において生涯学び続け, 主体的に考える力を育成する大学へ（審議まとめ）. 2012. http://www.mext.go.jp/component/b_menu/shingi/toushin/__icsFiles/afieldfile/2012/04/02/1319185_1.pdf 2016.3.14 accessed

2 | 具体的な授業展開

初回の授業スタート時にクラス仲間と触れ合い知り合う

まず知り合うこと

選択科目の授業に初めて集まった学生たちは，後期の時期であってもまだ十分知り合っていないので，仲のよい友達の近くに座っている学生も表情に緊張感が感じられます。「今からどんな授業が始まるのかな」という読めない感じが表れています。

授業では，カウンターパート・セッション時のグループ編成（フォーマル・グループ）以外は，異なるメンバーと学習活動をするように毎回新たなグループ編成（インフォーマル・グループ）を行います。編成にはさまざまな楽しい方法を用います。最初の授業でのグループ編成に用いる協同学習の技法は，「この人を探して」です[1]。すでにグループが決定していても，この技法を用いることでクラス仲間の概要，互いのことを知るきっかけになります。読書をするときに，1ページの1行目から熟読する人はおそらくいないでしょう。本を手にしたら，目次に目を通し，本をパラパラとめくり全体の概要をつかみます。したがって，クラスも最初から小グループに納まって活動を開始すると，他のメンバーと交わる機会を逃します。そのため，初めて集ったメンバーをつなぎたいときに，この技法を用います。たとえば100人近い学生が集った場合でも，スペースが確保できれば実施可能で，クラス集団となじむきっかけづくりになると思います。

デイビスは，ディスカッションへの参加を促すために，「学生が互いに名前や興味を知りあうことを勧める。学生は，見知らぬ人のなかにいると感じるよりは友人に囲まれていると感じるほうが授業に積極的に参加します」[2]と述べています。

協同学習の技法「この人を探して」を用いる

「この人を探して」は，他者とコミュニケーションをはかり互いを知り合うことが目的です。手段として使う質問表は，ジェイコブスらの示したものがありますが，筆者はそ

表Ⅳ-2　質問表

この人を探して
「はい」だったら，ちょこっと中身も聞いてみよう。

昨日，12時過ぎまで起きていた。	この夏，アルバイトをがんばった。	最近ユニクロで買い物をした。	外国に住んでいる親戚か友人がいる。
名前：	名前：	名前：	名前：
海外1か国以上に行ったことがある。 **（ちなみに……どこ??）**	美容院に行ったら欠かさずシャンプーしてもらう。	髪型を変えようかなと真剣に考えている。	たいてい朝シャンしてから出かける。
名前：	名前：	名前：	名前：
結婚する相手の髪型には絶対にこだわる。	Wigを持っている。	高価なシャンプーを使っている。 **（……どこのメーカー??教えて）**	今日は和食よりイタリアンが食べたい気分だ。
名前：	名前：	名前：	名前：
美容院と，美容師さんを決めている。	この夏，海外に行った。	コーヒーよりハーブティが好き。	スポーツは野球よりサッカーが好き。 **（ちなみに選手は誰が好き??）**
名前：	名前：	名前：	名前：
四季のなかで「秋」が一番好き。	AKB48のメンバーの名前を3名以上フルネームで言える。	髪に良い食品を3つ言える。	**自分で考えた質問内容**
名前：	名前：	名前：	名前：

学籍番号：＿＿＿＿＿　名前：＿＿＿＿＿＿＿＿＿

れを参考に，対象学年の特徴に合うもの，授業の学習内容に関連したもの，学生にとって身近で興味関心がもてる内容を配慮して作成します。表Ⅳ-2は質問表の例です。

- **「この人を探して」の筆者の方法**
  ①質問表を持ってクラスメートの1人に歩み寄り，笑顔で握手して，互いに名前を伝えます
  ②表に書かれた質問を1つ尋ねます
  ③相手が「はい」と言って質問内容に回答したら，その人の名前を書き，次のクラスメートに移ります
  ④「いいえ」だったら，別の質問をします。同じ人にする質問は2つまでとします
  ⑤「いいえ」が2回続いたら，笑顔で「ありがとう，またね」と言います
  ⑥別のクラスメートに歩み寄り，笑顔で握手して，互いに名前を伝えます

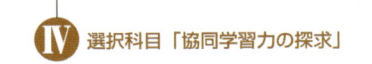

②から同様に質問を交わします。

活動時間は 10 分程度とし，たとえば「相手の名前を 4 人書けたら指定の場所に順番に並んでもらう」といった指示を出しておきます。並んだ順に，4 人ずつ区切ってグループを編成していきます。あるいは，すでにグループ編成がしてある場合は，自分のグループに戻ってもらいます。

ジェイコブズらは，「この人を探して」を行うときの方法について次のように述べています。「少なくともクラスに 1 人は『はい』と答えられる人がいる質問を作り，また，誰もが最低 1 問には『はい』と言えるように質問を工夫します。さらに，生徒が自分で質問を作れるようにいくつか空欄を残しておきます。マスの中には生徒の名前を書く場所と関連質問についての答えが書ける場所も作っておきます」[3]。

この技法を用いた活動は，笑顔，笑い声で学生の表情を一気に変えます。活動を終えたあとはクラスの雰囲気が和みます。これから半年間，授業をともにする仲間と触れ合い仲間を知ることで，構えていた緊張感が解け心を開き合った者同士の安心感が得られます。筆者は研修会を担当したときも，冒頭に「この人を探して」を入れています。硬い表情を笑顔に変え，なごやかな雰囲気になります。言葉を交わし知り合うことで心がグッと近づき合うのです。一見，子どもじみた活動に見えますが，質問内容の工夫で初対面同士の大人にも十分な効果をもたらしてくれます。

学生個々の点を線でつなぎ，面に広げる話題提供「2 分間スピーチ」

2 分間スピーチの進め方と学生の反応

本科目の開講時から取り入れているのが話題提供の 2 分間スピーチです。目的は，思考力，文章力，表現力，自己開示，他者理解，反応力，人間関係の形成です。スピーチのテーマは自由で，毎回の授業開始の冒頭で 2〜3 名がスピーチするように計画します。順番は自主的に希望で決めてもらい，履修生の数によって 1 人が 2 回行います。筆者は教室の後ろでタイマー係を務め，カチンコの雰囲気で合図を出します。1 人の発表ごとに，聴き手側の学生はスピーチへの感想・メッセージを付箋に書き，隣の学生とペアになり感想を紹介し合います。人は聴くことで何かを感じとり思考するので，それを言葉にして表現し，スピーカーにフィードバックするのです。名前の記載は任意です。

スピーカーも自分のスピーチを振り返って 1 枚書きます。同じ話を聞いても感じたり思考する視点が異なるので，多様性に触れる機会として 2 人ペアになって自分の記載内容を発表し合います。その後，教室前方のボードに A3 用紙を貼っておき，書けた人から順にそこに付箋を貼ってもらいます（図Ⅳ-1）。学生たちは貼りながら人の感想に関心を向けています。付箋のサイズは同じですが，色は自由なのでできあがりはカラフルです。スピーカーの学生は，自分の話がどのように受け止められたのかを気にかけ楽しみにしているので，付箋が貼られた A3 用紙はカラーコピーし原本と一緒に封筒に入れて渡します。

全員がスピーチをすることを説明すると，学生たちは様子が想像できないためか，大

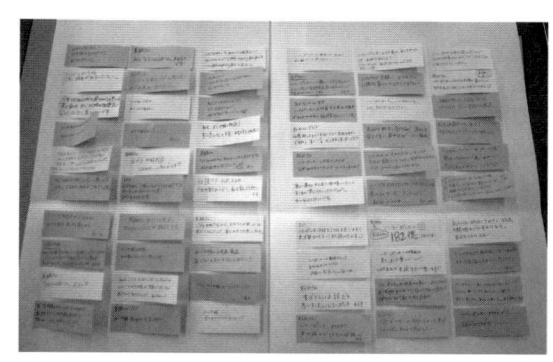

図Ⅳ-1 ２分間スピーチをした学生へのフィードバック

半がトップバッターを担うことに遠慮がちです。前（周り）に倣って型にはまりがちな日本では，１回目の様子がその後の展開に影響を与えます。自由なテーマのもと，初回のスピーチを誰がどのように披露するか，学生にとっては興味深くかつ気になるところです。しかし，いざスタートすると学生の個性がにじみ出た味わい深い展開となります。テーマは，思い出に残った誕生日の出来事やクリスマスプレゼント，PowerPoint で出身地の観光案内，アルバイトでのエピソード（苦労や笑い話），失恋の話，クラブ活動の思い出，趣味，ペットの紹介，家族の笑い話，尊敬する人の言葉や生き様，感動した本の紹介，歌唱，特技の披露，健康によいアドバイスなど，どれも世界に１つだけの個性にあふれた話です。

テーマに合わせて表現もさまざまです。立ち方，話し方，テーマに合わせた服装，物（時には大きな荷物）を持参するなど，この２分間の準備のために力を注いだ様子が聴き手の心に届くのでしょう。聴き手の学生たちもスピーカーの話しぶりに反応しています。ジャスト２分間でスピーチを終える学生がいると，聴き手側からは「ほぅー」という反応が起き，スピーカーの表情にも安堵の笑顔が見られます。

高校時代に人前でスピーチをした体験について問うと１〜３回程度が多く，まったく経験がないと回答する学生もいます。なかには「できるだけ避けてきた」という学生もいます。この２分間スピーチは学生に負担感があるかと案ずるや，意外なことに毎年度，授業の振り返りで高い評価を得ています。

学生がスピーチするために工夫している内容を挙げると，「実際に時間を測って何度か練習した。２分間ぴったりに話せるように前日に練習した」「実話なので，そのときの様子をいかに伝えるかということを考えた。相手に伝わるように，写真などを見せてわかりやすいように事前準備をした」「みんなが２分間は一瞬だなと感じてもらえるよう，聴き入ってもらえるような話をしようと考えた。話す内容の順序を考えた」「スピーチしたいことを自分の知識も含めて調べて話した。できるだけみんなが知らないようなことを話そうと準備した」などがあり，その努力が伺えます。

また，スピーチから得たこととして，「自分が全然知らなかった知識が入ってきて，すごく刺激になる」「いろんな人の知識と趣味がわかり勉強になる」「自分が話すのはすごく

嫌やと思っていたけど，皆がめっちゃ聞いてくれてコメントくれて，とても嬉しかった」「話す内容や話し方の工夫がわかり，自分がするときの参考になる」「友達の顔と名前や，いろいろな人の個性とかがわかり新しい発見ができる。スピーチした人とスピーチの内容について話をすることができた」「人前で話すことに慣れる。度胸がついた」などがあり，他者の存在が自分の世界を広げてくれることや他者の反応から得る歓び，人間関係の広がりを得ています。

　2分間スピーチを通して実感することは，学生たちに自己表現の機会や場を設けることの大切さです。学生たちには，豊かな感情や体験，考えが詰まっていて，表現できるものや力を十分にもっているのです。人が向き合って表現し合うとき，同時に反応力もトレーニングされます。聴き手側は，自由なテーマで語られる内容を通して学び，その人について一歩深く理解する体験を積みます。また，学生たちが望んでいた「人前でも自分の思っていることをしっかり伝えられるようになりたい」「人前で話すことに対する苦手意識の克服」を実現していく体験になっているように思います。教室に座っている点々とした個人が，スピーチを通して線でつながり，スピーチ回数とともに線が増え互いの関係性が面となっていけば，そこからより深い人間関係と学習コミュニティが形成されていきます。さらに面の上で相互がつながれば，のちの臨地実習や学生生活を支え合う力になっていくと期待します。

2分間スピーチを通して，発達段階に必要なコンピテンシーを意識する

　大久保氏は，「能力を育てるのには年齢に応じた『旬』があります」と述べ，標準開発年齢を10〜60代までの段階に分け，第一能力から第十二能力を示しています[4]。特に，10代から20代の年齢では，「第一能力，リアクション（反応）力」「第二能力，愛嬌力」を示しています。反応力の定義は，「相手からの投げかけや言葉に対して，反応していることを相手にわかるように表す力。コミュニケーションの基礎中の基礎」，そして「もしもこの能力がないと何を考えているかわからない人に見える。情報が集まってこなくなる」と述べています[5]。高校生のコミュニケーション力についても，「大人たちよりも，画像や記号を使ったコミュニケーション技術には長けていますし，コミュニケーション意欲も低くはないと思います。しかし，相手の話に軽く受け答えする技術を磨いていないのです。（中略）返事をすること，相手の話にきちんと反応することを日常的に求められていないからでしょうか？ 相手の話を聞き流しても問題がないような関係が両親や先生との間に成立してしまっているせいかもしれません」[6]。また反応力は愛嬌力とも関連しており，「愛嬌力は男性，女性を問わず，人間関係をうまく処理する魔法のカギです。これを磨き損ねてしまうと，『無愛想な人』『取っつきにくい人』という評価を下され，大いに損をすることになります」と述べています[7]。

　授業の冒頭でこれらの内容を語り，臨地実習や就職したときのために，学士課程で反応力や愛嬌力を磨いておくことのメリットを伝えます。反応力や愛嬌力を意識するようになったある学生は，「今までは話を聞く側だったのであまり気にならなかったけれど，話す側になると聞き手からの『反応』がとても気になるようになった。私は，緊張すると

顔が引きつったり苦笑いになってしまうが，愛嬌力のある人はコミュニケーションをとるのも上手で友達が多いように感じる。自分ももっと愛嬌力をつけたいと思う」と述べています。

人間（自分）の発達と髪——協同学習の技法「ビッグイベント」

　人には約10万本の頭髪があるといわれていますが，生まれたときの髪の量や生え方はさまざまです。そして髪型は結構変化するものです。女性と髪を探求する前の助走として，自分の髪型の歴史を振り返り仲間の歴史にも関心をもって知り合ってもらいます。自分の髪は生まれたときどうだったのか，現在に至るまでの髪型の変化とその髪型にした理由を，写真や記憶をたどりながら用紙に表現してもらいます。

　このときに用いるのが，協同学習の技法「ビッグイベント」です。ビッグイベントは「互いが知り合うのを手助けします。互いの生活に興味をもち，仲間が教えてくれた情報に好意的に対応することによって信頼感が育ちます」[8]。4人グループを編成して用紙を配り，個人思考で書きます（図Ⅳ-2）。

　個人思考の時間に静かに全体を観察し，「待ちの体勢」でいると個々の学生の表現のスピードや集中力などの特徴が理解できます。個人思考のあとにグループ内で順に自らの髪型の変遷を述べ合うためにラウンド＝ロビン（Round-Robin）を取り入れて，1人ずつ発表し合います。

　人の発達に沿って髪型がなぜ，どのように変化していったのか，個々が語るエピソードに笑いや感嘆の声が混じりにぎやかなラウンド＝ロビンとなります。ビッグイベントを通して，髪型の変化がその人の今までの生き方（クラブ活動と髪型など）や親子関係のエピソードなどの歴史を語ってくれることを知り，一歩深く踏み込んだ人間理解の体験を積む機会となります。このビッグイベント用紙は，自己と他者の今までを振り返ったり，

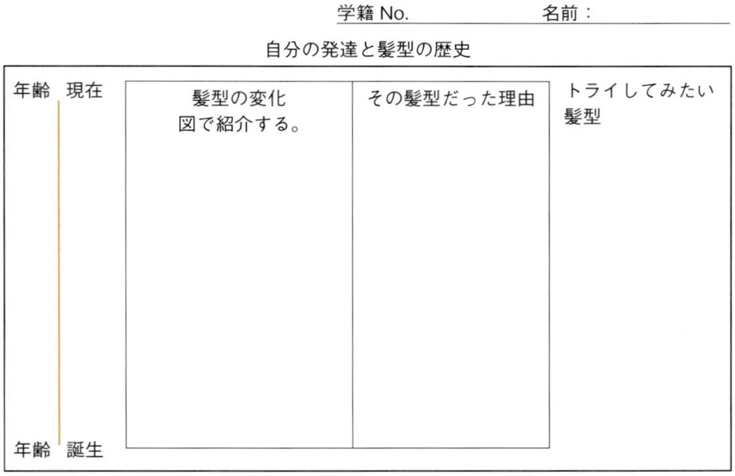

学籍 No.　　　　　　　名前：

自分の発達と髪型の歴史

年齢　現在	髪型の変化 図で紹介する。	その髪型だった理由	トライしてみたい髪型
年齢　誕生			

図Ⅳ-2　「ビッグイベント」で配付する用紙

将来を考えたりする際にも活用できます。

発想の扉を開く思考—マインドマップ

　柔軟な思考と発想，表現への視野を広げる目的で，マインドマップと物語を使ったディスカッションを取り入れています。マインドマップは，思考を文字や形として明確にできるので表現力も鍛えられます。頭のなかの思考を紙面に書き出すことで思考の関連性を見つけることもできます。また思考を引き出したり深めたり，なおかつ順序立てたり，論理的に組み立てるのにも役立ちます。記憶を残すメモとしても活用できるので，学習だけでなく生活行動のさまざまな場面に活用できます。マインドマップを書くとワクワクするのはペンの色をカラフルに使えることです。ワクワク感は柔軟な思考と発想を生むのに必要な要素です。一度学習しておくと，今後の学習と生活に有効活用できることを体験的に学ぶことができます。そのため日常生活のなかで，また看護技術の手順や根拠を整理するとき，発表時など系統立てて思考し述べるときなど，積極的に活用していくよう促します。

　まず，マインドマップの利点や書き方を説明し，基礎看護技術の演習に実際にマインドマップを活用した例（先輩たちの成果）を提示して説明します。学生たちが後期に履修する基礎看護技術の単元「身体各部の清潔」で「洗髪の技術」を学習するので，洗髪時の必要物品，洗髪器具の取り扱い，洗髪の手順と根拠，留意点を書いてみることを勧めます。先輩が書いたマインドマップを提示し，具体的な書き方について理解を促します。しかしいきなりボリュームの大きいテーマを設定すると，苦手意識をもたせてしまう場合もあるので，最初に取り組むテーマは「北海道旅行に持っていく物（2泊3日）」など実生活で活用しやすいテーマにしてみます。記載内容の評価も現実的な実感を伴ってできます。A4用紙を配付し，中央に直径3〜5cm程度の円を書き，そこから枝（ブランチ）を書いていくよう指示します。その後，ラウンド＝ロビンを用いて発表し合うことで，思考や発想の広がりを刺激し合います（図Ⅳ-3）。

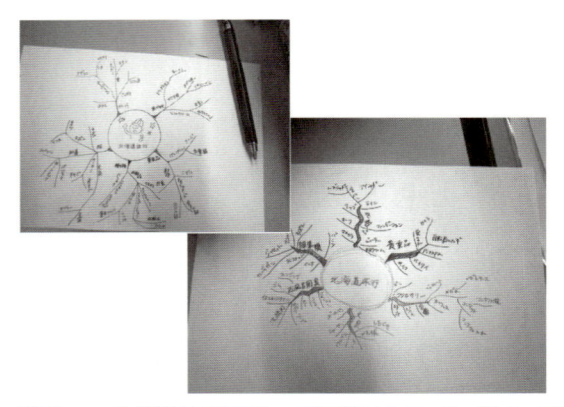

図Ⅳ-3　北海道旅行をテーマに描いたマインドマップ

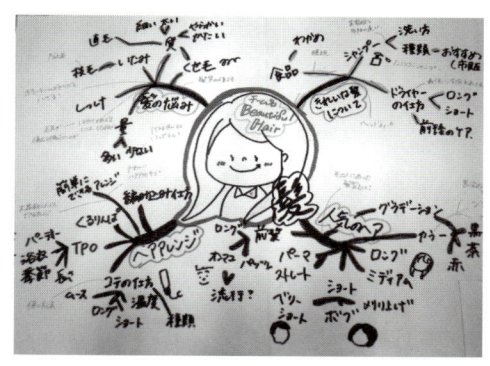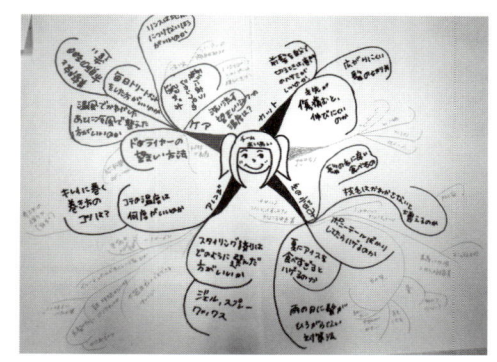

図Ⅳ-4　「女性と髪」をテーマに描いたマインドマップ

　　ゲストスピーカーを招く前には，髪をテーマに質問したいことを書きます。個人思考
して書いたものをグループで発表し合って内容を統合し，その後に特派員を取り入れて
他のグループの内容を取り入れて仕上げます。5分程度の短時間でも，特派員を取り入れ
ると視野が広がるので学生たちに好評です。結果的にクラスの意見が統合されたものが
できあがります（図Ⅳ-4）。それを美容師に渡して回答してもらいます。

同じ結論でもディスカッションを通して理由の多様さを知る

　　次に，物語を用いたディスカッションを体験します。この体験の目的は，同じ結論で
もそこに至るまでの「なぜ，そのように考えるのか」は人によって異なること，結論を出
す前にさまざまな角度から検討した，自分と他者のクリティカルシンキングを発表し合
うことで，柔軟で多様な思考を学ぶことを期待します。物語は「題名のない物語」という
A4用紙1枚に書かれたもので，協同学習のワークショップで講師の関田一彦先生が提示
されたものを活用させていただいています。物語の概要を紹介します。
　　「嫉妬深い男爵と夫人が城に住んでおり，男爵は出かける際に夫人に，自分がいない間
に城を離れてはいけない，守らないと帰ってから厳しく罰すると言い渡します。しかし，
夫人は召使いにはね橋を降ろさせ，自分が帰ってくるまでは降ろしたままにしておくよ
うに言いおいて友人宅に出かけてしまいます。ところが友人宅からの帰り，気の触れた
男に出くわしてしまいます。お金をもたずに出かけた夫人は川にいた船頭や友人に助け
を求めますが，船頭はお金がないなら乗せないと断り，友人は夫の言うことに従わなかっ
たのが悪いと言って助けてくれなかったため，夫人は命を落としてしまいます」。
　　A4用紙1枚のプリントに書かれた物語を3分程度で読んでもらったあと，「さて，こ
の事件の登場人物（男爵，夫人，召使い，友人，船頭，気の触れた男）のなかで，最も責
任の重い人は誰でしょうか，責任が重い順に書いてください」と問い，3分間の個人思考
に入ります。その後，グループでディスカッションし，グループとしての結論を出して
もらいます。このとき，1人ひとりの「なぜ，そのように考えたのか」を聴くことを大切
にすること，グループ内で結論に折り合いがつかない場合はありのままを発表すること

を説明します。実際，正しい回答は存在しないので，発表では結論と同時に，責任が重い順についての「なぜ」の部分が一番の聴きどころとなります。

　このときに，鞄と風呂敷にたとえて，鞄のような型に見合うように考えるのではなく，どのようにも形を変えて物にフィットしていける風呂敷の柔軟さで考えるよう伝えます。筆者自身もつい自分の考えを言いたくなるのですが，学生たちの「なぜ」を聞いていると，毎年度，新たな発想や思考の面白さや深さに感心してしまい，自分こそが鞄のように思えてしまいます。

●引用文献

1) ジェイコブズ, G., パワー , M., イン, L.W.(著), 伏野久美子, 木村春美(訳), 関田一彦(監訳)：先生のためのアイディアブック—協同学習の基本原則とテクニック. pp24-26, 日本協同教育学会, 2005.
2) デイビス, B.G.(著), 香取草之助(監訳), 光澤舜明, 安岡高志, 吉川政夫(訳)：授業の道具箱. p91, 東海大学出版会, 2002.
3) 前掲1), p26
4) 大久保幸夫：仕事のための12の基礎力. p3, 日経BP社, 2004.
5) 前掲4), p34
6) 前掲4), p40
7) 前掲4), p55
8) 前掲1), p40

3 ジグソー学習法を用いた「女性と髪」の探求

次に、ジグソー学習法を用いた「女性と髪」の探求についての展開を述べていきます。

テーマを決めて探求を始めるカウンターパート・セッションの段階

6回目の授業から、いよいよ「女性と髪」の探求に入ります。どのようなテーマを探求したいか、個人思考を経てグループディスカッションでテーマを決定してもらい、グループから発表された項目を板書します。

決定したテーマには「ヘアアレンジ」「洗髪の洗浄剤」「毛髪」「ヘアケア」「成人式の髪型」「時代の髪型」「外国人の髪」「職業の髪型」などがあります。4人編成のチームを結成しテーマごとに専門家チームとします。探求の進め方を次に示します。研究についてはまだ履修していないので、研究手順に準じた探求の進め方について説明しておきます。

① テーマを選んだ理由
② テーマに関する世の中の現状
③ テーマの探求目的（何について明らかにするのか）
④ 調査
　1) 対象（年代，性別，調査対象数），2) 調査期間，3) 調査内容，4) 調査方法，5) 分析方法，6) 結果（図表の作成など），7) 探求後の考察
⑤ 発表資料の作成
　配付する資料の作成は，A4用紙に PowerPoint のスライド2枚を縦に配置し，カラー印刷したものとします。指定された日時までにデータを保存した USB メモリと合わせて提出します。提出された資料に修正の必要性があった場合に，その場で指導・修正の対応ができるからです。
⑥ 発表方法
　ジグソー・セッションで発表します。発表の表現は自由（実演なども可）とし，発表時

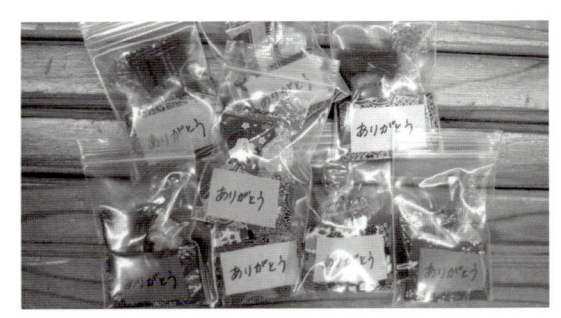

図IV-5 学生の手づくり お礼用のキャンディ袋

間は15分で質疑応答を含みます。

　以上について，90分5コマをカウンターパート・セッションに使います。学生たちは図書館やパソコンルーム，教室での話し合いなど，自由に活動を展開します。

　ここでは，「外国人の髪」チームがインタビュー調査に取り組んだ活動を紹介します。外国人といっても学内には数人の教師しかいないので，調査は学外に出かけなければなりません。そこで彼女たちは，土曜日を利用して外国人観光客などが多い京都での街頭インタビューを計画しました。挨拶から始まり，調査への協力のお願い，調査内容とその説明，回答理由を記述してもらうための説明，お礼の言葉，結果を授業資料にして授業で発表することへの了解までを英語にしなければなりません。探求の第一歩はここからです。最初は英語に尻込みしているようにも感じられましたが，ちょっと応援したら一気に加速してくれました。

　当日は，調査用紙に舞妓さんや京都の風景をカラーで挿入し，お礼用のキャンディ80袋を準備してやってきました（図IV-5）。筆者も英語講師の友人と同行し遠くから見守りながら少し手伝ったのですが，70名を超える外国人と学生が笑顔でコミュニケーションしている光景が印象的でした。

　学生たちが探求する「女性と髪」のテーマは，年度によって異なります。筆者自身，「髪を題材にした探求には多くの視点が存在する」と考えているので，いつも自分のなかには興味あるテーマ，学生に探求してほしいと期待するテーマが存在します。しかし，探求の主体である学生たちが設定するテーマには，今を生きる若い女性の関心がより強く表れています。本科目で探求する「女性と髪」のテーマは，教師が描いた学習の到達目標を達成し学習成果を導き出すという点で大切な要素ではありますが，一番重視していることはテーマを探求するプロセス，あるいは探求を終えたあとの学生が実感する内容です。探求後に個々の学生が自己の変化や成長について，どのような気づきや実感を得ることができるかということです。ですから題材とテーマは，本科目の学習到達目標と教育目的に導くための仮のツールといえます。学生が探求したいと思えたテーマを大切にし，学習プロセスに丁寧に関わるようにしています。

ジグソー・セッションによる発表の段階

発表会の進め方

　発表用資料の枚数はテーマとグループによって若干の差はありますが，A4用紙8〜13枚となっています。資料内容の一部を図Ⅳ-6に示します。PowerPointによる資料作成の技術については，ほとんどの学生がもち合わせており，指示の様式に仕上げてきます。なかには，「資料作成は，PowerPointの使い方を身につけるためにプラスになったし，人に任せるだけでなく自ら資料作成に動けるようになった」という感想も聞かれ，資料作成の技術修得がグループ活動への能動性を引き出していることが伺えます。

　ジグソー・セッションによる発表会の計画（1回目の展開例）を表Ⅳ-3に示します。今回はグループが8つあるので，4グループずつ2回に分けて発表会を計画します。2回目の発表会では，1回目の展開例で教師役となった学生たちが元のグループに戻り，聴き手側だったグループメンバーが教師役となって，他の4つのグループに1人ずつ分かれて入り，探求したテーマの内容を発表し伝えます。事前に2回分の発表会の計画用紙を配付し，個々の学生の発表先の配置や順番を明確に示します。発表会で聴き手側のグループ数と発表側のグループの人数とに過不足が生じた場合は，発表者の配置，発表内容を分割するなど適宜調整して全員が発表（教師役）を経験できるようにします。

　発表会の進め方は，以下の通りです。
①学生はグループごとに着席。当日の発表資料を全員に配付する
②発表会を開始する前に5分間程度の準備時間を設ける。ジグソー・セッションで発表するグループ（専門家チーム）は，資料の内容や発表方法などについて全員で確認し，次に個人が自分の発表に向けて最終確認をする。グループ思考・個人思考の時間である
③聴き手側のグループは，配付された資料に目を通して待つ
④発表するグループメンバー個々は，発表会の計画に記された自分の発表先のグループに移動する。ここからは元のグループを離れて独り立ちである。グループで探求してきた成果を担い，個々が責任ある学びの発表を展開する

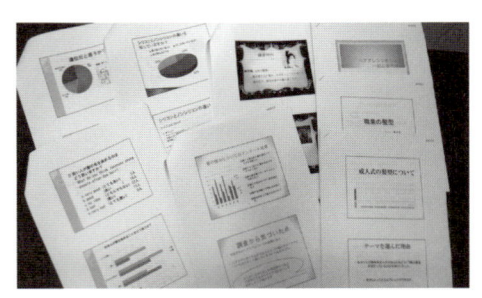

図Ⅳ-6　学生たちがジグソー・セッションで
　　　　配付した探求の資料

表Ⅳ-3　ジグソー・セッションの発表会（展開例）

聴き手側のグループ（学生役）		発表グループと発表者（教師役）			
担当テーマ：「洗髪の洗浄剤」グループ		担当テーマ：ヘアアレンジ	担当テーマ：毛髪	担当テーマ：職業の髪型	担当テーマ：外国人の髪
学生 A	学生 B	学生 1	学生 1	学生 1	学生 1
学生 C	学生 D				
担当テーマ：「ヘアケア」グループ		担当テーマ：ヘアアレンジ	担当テーマ：毛髪	担当テーマ：職業の髪型	担当テーマ：外国人の髪
学生 A	学生 B	学生 2	学生 2	学生 2	学生 2
学生 C	学生 D				
担当テーマ：「成人式の髪型」グループ		担当テーマ：ヘアアレンジ	担当テーマ：毛髪	担当テーマ：職業の髪型	担当テーマ：外国人の髪
学生 A	学生 B	学生 3	学生 3	学生 3	学生 3
学生 C	学生 D				
担当テーマ：「時代の髪型」グループ		担当テーマ：ヘアアレンジ	担当テーマ：毛髪	担当テーマ：職業の髪型	担当テーマ：外国人の髪
学生 A	学生 B	学生 4	学生 4	学生 4	学生 4
学生 C	学生 D				

- 上記は，ジグソー・セッションの1回目の発表計画の展開例です
- 2回目の発表では1回目に教師役をした学生たちがグループに戻り，聴き手側だったグループメンバーが教師役となって，他の4つのグループに1人ずつ分かれて入り，自分たちが担当したテーマについて教師役となって発表します
- グループの人数が3人や5人などになった場合は適宜，発表配置，発表内容の分担などをして調整し全員が発表（教師役）を経験します

⑤発表テーマの順番は，発表会の計画に基づいて決める。教師はタイムキーパーを務め，全グループの周りをゆっくり巡回しながら発表状況を静かに観察する

⑥1つのテーマの発表時間は質疑応答も含め15分間とし，発表方法は自由とする。説明だけではなく実演してみせるなどの創意工夫も可。発表終了後は質疑応答，感想を伝えるなど自由な意見交換の時間とする

⑦ジグソー・セッションの発表者（教師役の学生）たちは，元のグループに戻り発表した際に受けた質問や聴き手側の反応，感想などを伝え合って共有する（振り返りの時間）

⑧全グループが発表を終了したらクラス全体からの質問を受ける。教師も質問や講評・アドバイスをする

セッション後の感想

　ジグソー・セッション後は個人思考の時間を設け，全員が次の項目について A4 用紙に記載します。

①発表するにあたり心がけたこと
②自分の発表のよかった点，褒めたい点
③自分の発表の反省点（今後の発表の機会に活かしたい点）
④自分が聴く側になったとき，「反応力」として工夫・努力したこと

⑤自分以外の人の「反応力」を見たり感じたりして考えたこと
⑥ジグソー・セッションが自分にプラスになったと思えたこと

　学生たちが「ジグソー・セッションが自分にプラスになったと思えたこと」について，挙げてきた内容を一部紹介します。

毛髪についての知識や技術
- 間違った髪の洗い方，洗髪後に必要な髪へのケアなどを知り，もっと髪を大切にしたいという気持ちになったこと
- 「髪型がいつも同じ」ではなく，日頃からもっといろいろなヘアアレンジを取り入れて，「髪型の変化」を楽しむことに刺激を受けたこと

探求する楽しさ，発表技術
- 「髪」というテーマで調べることは数多くあり，探求することは楽しいということ。時代の髪型は昔も今も，有名人（芸能人など）の髪型が影響力をもっているということ
- 外国人の髪に対する考え方や今の日本の若者の髪色に対する反応を知ったこと。実際に調査をして発表してくれたことに感心し面白さを感じた
- 興味をもってもらえるように，いろいろと工夫点を自分で考え行動すること自体が楽しいということ
- 探求と発表をまたやってみたいという気持ちが味わえたこと
- 他者が思わず聞き入ってくれるような発表技術を磨きたいと思えたこと
- 聴き手の理解を確認しながらスピードを考えて発表すること，わかりやすく伝わるように話すことや楽しそうに話すことが大事だと思った
- 聴き手のときは，資料と発表の内容に対してもっと深く質問できるように考えながら聴くことが必要だということ。自分の意見を言う大事さを学べた
- 人の話を聴き，反応する自分の態度を見直せたこと

資料作成時の知識や工夫
- データの正しい示し方など資料作成の方法が参考になった
- 調査と分析をもっと掘り下げて行う必要性。時間内に仕上げることの大切さを知った
- 探求内容と調査についてのまとめをしっかり書くと次に活かせる

　中央教育審議会が示している「予測困難な時代において生涯学び続け，主体的に考える力を育成する大学へ（審議まとめ）」に，「予測困難な時代にあって生涯学び続け，主体的に考える力を持った人材は，受動的な学修経験では育成できない」[1]とあります。
　前述の学生の記述からは，協同学習法による能動的学修体験が，さまざまな気づきや修得感をもたらしたことが伺えます。協同学習法による学習体験を積んだ学生が，協同を体現化できる人間・看護者に育っていくことが，本科目を設定した筆者の願いと喜びです。

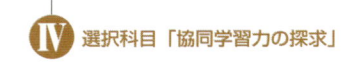

積極的受動性の意義

齋藤孝氏は『上昇力！』のなかで，消極的受動性と積極的受動性を挙げて，次のように述べています[2]。「受動的であるにしても，消極的なパターンと積極的なパターンがある。例えば，大学の授業でも，ただふつうに聞いている学生は『消極的受動性』を持っているにすぎない。それに対し，上半身ごと教壇に向け，メモを取り，隙あらば質問をしてやろうと狙っている学生もいる。これが『積極的受動性』だ。外部の刺激に対してオープンな姿勢を取りつつ，受け入れたものをその場で捌いて消化しようとするわけである」。

講義のように教師が一方向的に働きかけているとき，その状況は一見，学生が受動的になっているように見えますが，決して講義＝受動的ではなく，自己のなかで能動性を発揮させ学んでいる学生がいることは確かです。

余談ですが，パソコン操作のミスによる脱字が生じた筆者の資料に対して，授業中に手を挙げ声に出し，あるいは貴重な休み時間に指摘（質問）に来てくれる学生がいます。きっと気づいている学生は他にもいると思いますが，わざわざ声に出して言わずとも，自分はわかっているので困らない，と思っている学生も多いのでしょう。しかし，この「手を挙げて声に出して言う」ことが能動性なのです。そのような学生には心から「感謝」を述べます。

つまりは，齋藤氏が述べている積極的受動性をもって学んでいる学生は必ず，しかも相当数いるということです。しかし，隙があっても質問があっても実際には言わない，言えない学生も相当数いるのが現実ではないでしょうか。小学校低学年の頃は教室で手を挙げて伸び伸びと発言していたではないか，それが高学年になるにつれて言わなくなるのはなぜなのか。実際には，学生の多くが発言できるし，発言したいし，発言し合うことは楽しく嬉しく，また発言力を身につけることは自分にとって必要だと考えていると思います。しかし，積極的受動性が個人のなかに留まっているうちは，個人も履修をともにする仲間にも成長への変化は生じにくいといえます。その点，考えること，発言することがベースになる協同学習法は，個々の学生のなかにある積極的受動性を引き出し，仲間と活発に共有し活動させることができます。

1つの科目履修によって学生が劇的に変化することはあまりないかもしれません。まず学習の主体である学生自身が自己の変化（成長）を志向しベクトルを定めること，時間をかけ，教師間も教育連携をはかることが必要です。願わくは，学士課程4年間の教育方法を，協同学習法を軸にして構造化する試みをしてみたいものです。

協同学習の技法─建設的討論法の展開

建設的討論法とはどのようなものか

最後に，「建設的討論法」について述べたいと思います。学生たちが他者とよりよく共存していくために修得してほしいものに「討論」の力があります。討論の渦中にあって多

様な思考，発言，表現に遭遇しても冷静さを失わず，異なる他者の考え（思い）・価値観に耳（心）を傾けて向き合い，目的・目標に向かって折り合い（統合案）を見出せる柔軟な思考と態度を身につけることは，チームで仕事をしていく看護者にとって大変有益です。クリティカルシンキングと建設的な問題解決力を育むために，適切なテーマを設定して建設的討論に取り組むと多様な思考，発言，表現から多くの学びが得られます。

　授業回数が進むにつれて，学生たちは仲良くなり授業の雰囲気も伸び伸びとしたものへと変化します。学生たちからは，「今まであまり話をしなかった人とも話せるようになった」「友達が増えた」という感想が聞かれます。そんな履修生同士の関係性が深まった時期に取り入れているのが，建設的討論法です。日本協同教育学会のワークショップ資料では「双方の言い分（建設的討論法）」と書かれています。

　私たちがよりよい社会生活を営む上で，他者と討論することは避けて通れません。討論する相手は1対1あるいは1対複数など人数も論題もさまざまです。がんばって意見を主張するあまりか言語的・非言語的表現が感情的なものになり，そこに人間性が垣間見えたりします。建設的討論法を展開するときも，テーマに対する立場が，あくまでもお互いに仮の立場で主張しているとわかっていても，討論に熱中するあまり，特に反駁時の表現が感情的になる場合があります。すると相手が驚いてしまう可能性もあります。そのため，10回以上の授業が終わり，履修生同士の関係性が深まってきた時期に展開しています。

　まずこの技法の手順を表Ⅳ-4の資料を用いて説明します。発言するときは自分の言動に配慮し，相手の主張をしっかり聴くように促します。次に，技法を体験する意義を説明します。学生たちが長期間の臨地実習を履修するときや看護師として勤務するようになったときは，さまざまな人との人間対人間の関係が土台になります。よりよい看護を検討する際にも，互いの人間観や看護観，経験や立場の違いなどによって異なる考えにさらされます。また，そのなかで自分の考えを述べることが求められます。そのとき，何が正しくて望ましいかということよりも，自分の考えや望みを優先して主張する人もいます。主張が強すぎると他者との折り合いがつけられず，周囲との互恵的関係も築きにくくなってしまいます。

　時には孤立したり自らの主張で自滅するリスクさえ生じます。そのため，多角的に思考すること，相手の意見を落ち着いて聴き，自分の意見を理解してもらえるように表現し，相手との折り合い（統合案）をつくりだせる柔軟な思考・態度を修得することは有益だと説明します。

建設的討論法の具体的取り組み

　初めての建設的討論法では，学生の体験に近い取り組みやすいテーマを設定して，理解しやすくします。臨地実習中は看護場面に価値の対立や葛藤，迷いなどを体験し臨場感をもって取り組めるので，建設的討論法のよさ（効果）をより理解（実感）できると思います。本科目では，学生たちにテーマを考えてもらい提案してもらいますが，筆者も提案します。今回の授業では，まず建設的討論法に慣れてもらうことも目的の1つなので，

表Ⅳ-4　建設的討論法の手順

手順	時間配分 (例)
1　グループ編成⇒インフォーマル＝グループ 　　4人または6人で1つのグループ編成 　　その場で可能な限り新しいメンバー，関わりが少なかったメンバーでの編成を試みる	3分
2　グループのなかで2人ペアまたは3人トリオになる 　　＊今回は4人編成の展開例とする。グループのなかでA（1A学生・2A学生）とB（1B 　　学生・2B学生）のペアになる	2分
3　担当テーマの配付・手順の説明 　　2つの相反する立場のテーマを用意する 　　＊テーマは，授業の目的に応じて設定する 　　AとBのペアにテーマを書いた資料を配付する	2分
4　各ペアで自分たちの立場のテーマについて相手を説得する準備をする 　　説得するために考えた内容は忘れないよう，発言する内容はメモをしておく 　　テーマが自分の考えとは異なる立場でも，あたかも自分自身の立場（考え）であるよ 　　うに振る舞う	5分
5　1A学生と1B学生，2A学生と2B学生が，互いに自分の立場を主張し合う 　　＊教室内に空いたスペースがあれば，そこへ移動して話をすると集中できる 　　相手の主張のポイントを忘れないようにメモしておくとよい	3分
6　相手の主張内容をもち帰り，元のAとBのペアになって相手の主張を整理・確認し 　　反駁を考える	5分
7　再び1A学生と1B学生，2A学生と2B学生のペアになって互いに反駁する	3分
8　テーマに対する主張の立場を替えて（視点交換），主張内容を考える 　　AとBのペアがテーマに対する主張の立場を替える	5分
9　1A学生と1B学生，2A学生と2B学生が，互いに自分の立場や主張を論駁する	3分
10　教師の合図で主張合戦を終了し，1A学生と1B学生，2A学生と2B学生が互いの立 　　場を活かした統合案をつくる	5分
11　元のグループに戻り，統合案を紹介し合う	3分
12　＊クラス全体で，主張した意見や統合案を紹介する（集団思考） 　　多様な価値観・思考・解決法を理解し合うこと，折り合いを見出す柔軟性，コミュニ 　　ケーション力を学ぶ	10分

次のテーマを提案しました。

- 看護師の髪型はロングヘアがよい / 看護師の髪型はショートヘアがよい
- 家族旅行はするべきだ / 家族旅行をする必要はない
- 福袋は買うべきだ / 福袋は買うべきではない

　通常，教師はタイムキーパーをしながら全体の討論の進め方を観察します。全体のまとめでは，テーマごとにグループでの主張の内容と統合案を発表してもらいます。学生たちの主張は，日本経済や環境問題，海外からの視点，インターネットの活用，自己の体験など，幅広い視点から構成されていました。自分たちのグループでは出なかった意見に，感心したり笑ったりして統合案にも概ね納得していました。

終了後は，次の2点について記述してもらいます。

①主張や反駁を通して，自分の傾向性について新たに気づけたこと
②相手の主張や反駁，統合案を聴いて考えたこと

授業感想の記述には，自己への気づきが伺えます。
- 自分では思いつかない考えや納得できる考えが次々に出て，いい勉強になった
- 主張では要点をまとめ，話し方や話す順番を考えると説得力のある討論ができる。相手の反駁に返す言葉が出てこなかった，私は頭が固いと思った。もっと考え方の視野を広げたい。小さなテーマでもいろいろな主張があると思った
- 生きてきた環境が違い，主張が全然違っていたことが楽しかった
- 自分は普段はマイナス思考なのに，なぜかプラス思考で考えられたことに，ちょっとびっくりした
- 今までなら全体に向かって話すことは苦手でできなかったけど今日はできた。これは2分間スピーチや自分の意見を言う機会が増えたからだと思った。少しずつ成長していると思った瞬間だった

　建設的討論法は，学習目的に応じたテーマ設定によって講義のなかでも展開可能です。筆者は看護学概論で1回は取り入れるようにしています。学生の多角的思考，表現力や反応力をおおいに刺激することができます。その際，時間配分は適宜アレンジしてみるとよいと思います。

●引用文献
1) 文部科学省 中央教育審議会大学分科会大学教育部会：予測困難な時代において生涯学び続け，主体的に考える力を育成する大学へ（審議まとめ）. 2012. http://www.mext.go.jp/component/b_menu/shingi/toushin/__icsFiles/afieldfile/2012/04/02/1319185_1.pdf 2016.3.14 acccssed.
2) 齋藤孝：上昇力！―仕事の壁を突き破る「テンシュカク」仕事術. p138, PHP研究所, 2012.

─索引─